Briot

Éloge
de La Peyronie

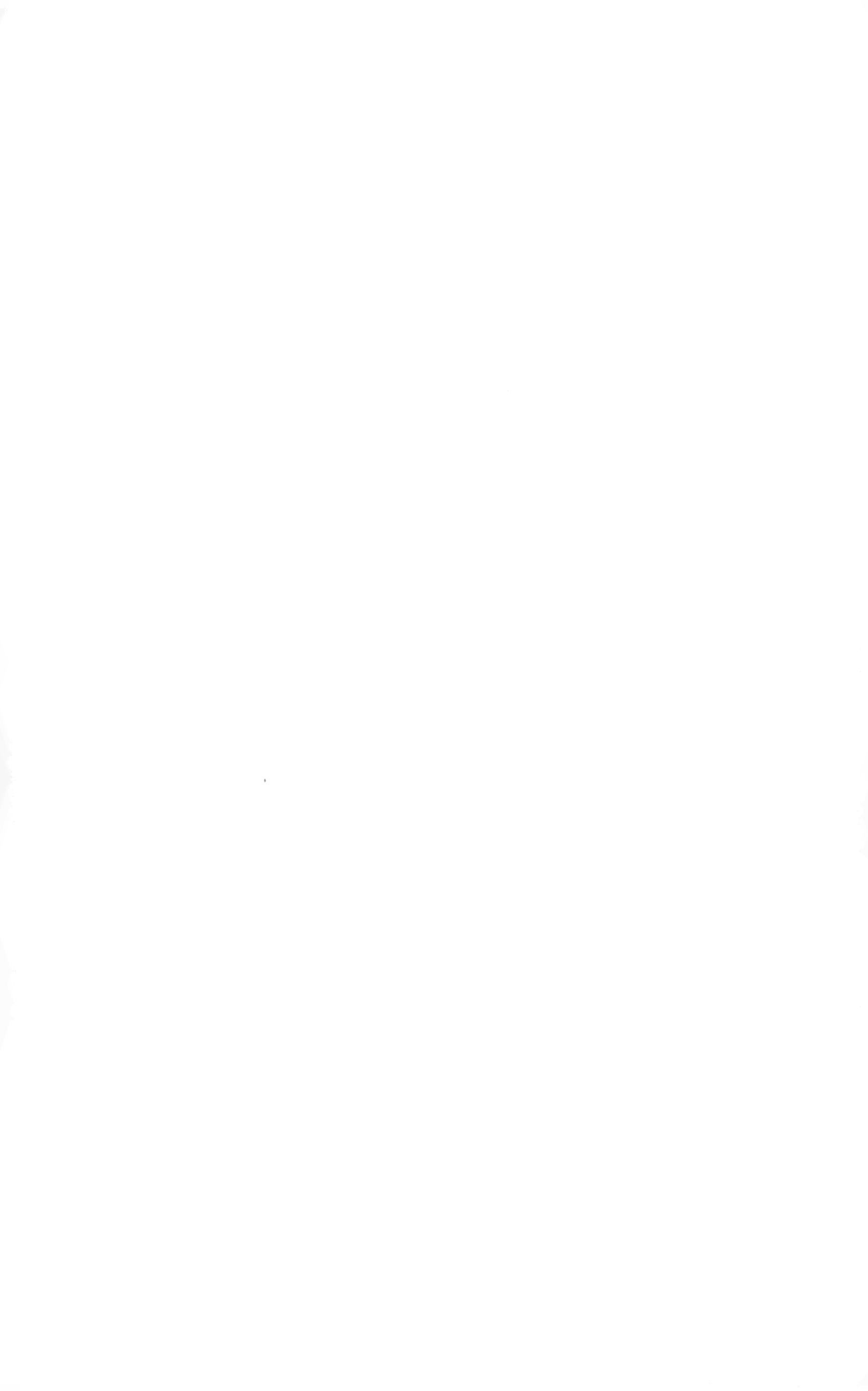

ÉLOGE

DE

LA PEYRONIE.

ÉLOGE
DE LA PEYRONIE

COURONNÉ

Par la Société de Médecine-pratique de Montpellier, dans la Séance du 1.er Juin 1819, d'après la question conçue en ces termes :

« Quelle a été l'influence de La Peyronie sur le lustre et les progrès de la Chirurgie française »?

PAR M.r BRIOT,

Ancien chirurgien de 1.re classe aux armées, docteur et professeur en chirurgie, chirurgien en chef de l'hôpital civil de Besançon, membre de plusieurs Sociétés savantes.

Lorsque, chez un homme, les qualités du cœur se combinent dans une égale proportion avec les talens de l'esprit, on peut croire que ce mortel privilégié agrandira le domaine de la science dont il aura fait choix, et que l'humanité bénira le jour de sa naissance. VIMONT, *Éloge d'Ambroise Paré.*

A MONTPELLIER,

DE L'IMPRIMERIE DE J.-G. TOURNEL, PLACE LOUIS XVI, N.o 57.

1819.

ÉLOGE
DE LA PEYRONIE
COURONNÉ
PAR LA SOCIÉTÉ
DE MÉDECINE-PRATIQUE
DE MONTPELLIER,

Dans la Séance du 1.er Juin 1819, d'après la question conçue en ces termes:

« Quelle a été l'influence de La Peyronie sur le lustre et les progrès de la Chirurgie française »?

LORSQUE, pendant vingt-cinq années consécutives, Louis, à l'ouverture des cours qu'il faisait à Saint Côme, venait, en rappelant les services rendus à la Chirurgie française par La Peyronie, verser des larmes sur sa tombe (1); il avait le sentiment récent de ce que ce grand homme

(1) Éloge de Louis, par Sue.

avait fait pour son art et pour l'humanité. Et lorsque, un demi-siècle plus tard, la Société de Médecine de la moderne Epidaure cherche à rappeler l'influence qu'il a eue sur le lustre et les progrès de la Chirurgie, c'est qu'elle sait que s'il est utile de montrer comment un homme modeste et sans ambition est parvenu à la première place de son état, il ne l'est pas moins, lorsqu'il l'a remplie dignement, de l'offrir à l'imitation de ses successeurs, s'ils veulent se soustraire à l'obscurité ou au mépris attaché au nom des individus qui peuvent l'occuper sans la mériter ni la remplir.

Dans la culture des Sciences et des Arts, la plupart des hommes ne font que suivre la route tracée par ceux qui les ont précédés. Heureusement, pour leur agrandissement, il paraît à certaines époques quelques êtres privilégiés qui semblent nés pour en changer la face, en remplir les lacunes, en agrandir la sphère, leur donner un lustre nouveau; dont l'activité concentrée vers un seul objet ne s'en laisse distraire par aucun soin étranger; dont l'âme forte et courageuse n'obéit qu'au seul besoin d'augmenter la somme des connaissances; qui, dégagés de tout intérêt personnel, non-seulement ne craignent pas d'associer les hommes à talens à leurs travaux, mais savent leur communiquer un zèle et un enthousiasme semblables à ceux qui les animent, et consacrent leur existence, leur fortune, leur réputation, la faveur qu'ils obtiennent aux progrès et à l'ennoblissement de l'objet de leur culte. Tels l'Histoire nous montre un petit nombre d'hommes; tel, elle nous fait voir La Peyronie dans l'exercice d'une des professions les plus utiles au genre humain. Heureux si, essayant de tracer le tableau du bien qu'il a fait, je parvenais à rendre ce tableau digne de son modèle, digne de ses juges, capable d'exciter parmi les héritiers de La Peyronie le désir de l'imiter!

Dans les premiers siècles de la Monarchie française, lorsque la barbarie avait étouffé toutes les Sciences, livré à des femmes, à des moines, à des hommes grossiers, l'Art de guérir n'était qu'un pur empyrisme : il était avili par l'ignorance même de ceux qui s'en étaient emparés. Les premières lueurs répandues sur les Sciences ne l'éclairaient point encore. Le vulgaire trouvait assez d'habileté dans ceux qui savaient vanter leur expérience et leurs secrets. Les Chevaliers, héros de ces temps reculés, confiaient aux Dames le soin d'une vie qu'ils exposaient si facilement pour elles. Les Grands et les Rois étaient livrés aux moines et aux médecins qui se formaient dans les monastères. La hardiesse et la témérité donnaient seules le droit de décider de la vie des hommes. Ceux qui se vantaient d'être initiés dans les mystères de la médecine, n'avaient besoin, pour persuader, que de leur propre témoignage : tant l'Art de guérir est sûr de trouver des ressources dans la crédulité, dans la crainte de la douleur et de la mort.

Cependant on commença à secouer la poussière qui couvrait Hippocrate, Aristote et Galien. On les lut; on crut les comprendre. Ceux qui les étudiaient ne voulant pas être confondus avec ceux qui exerçaient la Médecine sans la savoir, donnèrent des leçons et attirèrent l'attention publique. La rareté du savoir, le respect que l'on portait au seul nom de savant, leur donnèrent de nombreux disciples. On étudia la Nature dans les ouvrages des Grecs et des Arabes. Mais la connaissance de la Nature et de ses phénomènes était réservée pour un temps plus éloigné de celui où se faisaient les premières tentatives de l'établissement de la médecine en France.

Alors on n'avait point encore établi la distinction de la médecine et de la chirurgie. La médecine et la chirurgie étaient une seule et même science, ou plutôt c'étaient deux branches d'une même tige. La médecine était l'exercice de l'art plus circonscrit, puisqu'elle se bornait aux conseils et aux moyens internes. La chirurgie était une médecine plus étendue, puisqu'elle joignait aux conseils et aux moyens internes les secours de la main. Si les deux professions furent quelquefois partagées, comme aucune loi n'avait fixé des limites, n'avait accordé des droits, des priviléges, n'avait mis des restrictions à quelques parties de l'art; le choix était libre, comme aujourd'hui un chirurgien peut se livrer aux opérations de son art, sans négliger l'étude, et sans renoncer au traitement des affections internes.

Ces deux classes de médecins ne trouvèrent pas un égal accueil près de l'Université, seul corps alors dépositaire des connaissances. Elle adopta les uns, leur prescrivit le célibat : au lieu de guérisseurs, elle en fit des prêtres, des ecclésiastiques, des chanoines, à qui elle fit abjurer la chirurgie comme un art mécanique, indécent, et parce que l'*Eglise abhorre le sang* : comme si, suivant la remarque de Louis, celui que l'on répand pour en conserver la source n'eut pas dû être exempt de cet anathême. Les autres, restèrent laïques, ne furent point de l'Université, mais ils voyaient et traitaient des malades, tandis que les autres jouissaient d'un loisir que le public troublait trop rarement à leur gré. Ils cherchèrent à s'en venger en éloignant, de plus en plus, leurs rivaux de l'Université, s'efforçant de les faire regarder comme des hommes impurs qui ne pouvaient exercer que la partie mécanique de l'art, et incapables de s'élever aux savantes conceptions qui constituent la Science de la Médecine.

Cependant la Chirurgie française commençait à compter quelques hommes de mérite. Un des plus célèbres fut Pitard, premier promoteur des progrès de son art et fondateur du Collége des chirurgiens. Les Quatre-Maîtres qui donnèrent un code formé des débris des chirurgies grecque, romaine et arabe. Lanfranc qui apporta des nouvelles d'Italie; Mondaville qui publia le résultat d'une longue et savante expérience; Le Myre, dont le nom a été si long-temps prononcé quand on a voulu parler d'un grand chirurgien, et dans la famille duquel la chirurgie était héréditaire, comme la médecine l'avait été dans celle des Asclépiades. Roger, Rolland, Brunus, Théodoric, Guillaume de Salicet, la Rivière, le Comte, Guy-de-Chauliac, qui donnèrent des leçons, formèrent des élèves, firent des réceptions solennelles, et laissèrent des ouvrages qui donnèrent le premier lustre à la Chirurgie française. L'opinion publique, l'estime des souverains les indemnisèrent amplement de la jalousie des médecins, du dédain de l'Université, et furent la plus douce récompense de leurs travaux.

Cependant les médecins supportaient impatiemment le joug du célibat : ils trouvaient, dans les bénéfices et les honneurs une faible indemnité des privations qu'ils s'étaient imposées. Ils pensèrent qu'il pouvait bien ne pas y avoir incompatibilité entre le mariage et l'exercice de la médecine. Un cardinal aime mieux leur permettre d'avoir des femmes que leur donner des bénéfices. Privés de ces bénéfices, devenus chefs de famille, ils éprouvèrent des besoins. Leur ambition s'éveilla et ne respecta bientôt plus ni les usages ni les lois qui les appuyaient. Au lieu de voir dans les chirurgiens des émules, ils ne virent que d'odieux rivaux, des usurpateurs dont ils prétendirent être les instituteurs et les chefs. Ils leur suscitèrent des ennemis parmi des hommes à qui ceux-ci avaient dédaigneusement et abusivement abandonné les petites opérations, telles que les saignées, le pansement des furoncles, des vésicatoires, des plaies légères, et qu'ils dirigeaient et avaient à leurs ordres, comme les architectes dirigent les manouvriers, comme aujourd'hui, en Amérique, un chirurgien confie à son nègre, le soin de donner un clystère, d'appliquer un cataplasme.

Les médecins leur firent accorder par une loi ce que les chirurgiens leur avaient abandonné par dédain. On permit à des gens qui ne devaient qu'obéir, d'agir par eux-mêmes et en maîtres. Les médecins leur accordèrent protection, leur donnèrent des espérances, leur ouvrirent les portes de leurs Ecoles, en leur interdisant toute autre instruction. L'on vit ces mêmes Ecoles remplies d'auditeurs qui portaient, sur leurs habits, les marques du métier qu'ils avaient exercé le matin; ce qui aurait dû déshonorer les Professeurs, si les Professeurs avaient eu le sentiment de la dignité des fonctions qu'ils remplissaient. Ils firent avec eux un contrat par lequel ceux-ci promirent soumission, respect, obéissance. Les médecins promirent de les instruire, de les protéger, de les dresser contre les chirurgiens. Ils les présentèrent au public comme gens instruits, et dignes de sa confiance; ils leur accordèrent le droit d'opérer, et leur donnèrent le nom de chirurgiens en y ajoutant celui de leur premier métier, comme un Talisman contre l'orgueil, et pour leur rappeler leur origine. Bientôt, les opérations les plus délicates n'effrayèrent plus les *bâtards* d'Esculape : ils s'approprièrent ce qu'il y a de plus relevé en chirurgie : ils en auraient infailliblement opéré la ruine, si, moins fiers de leurs nouveaux titres, moins enflés de vanité, ils n'avaient manifesté des prétentions, et voulu rivaliser avec leurs maîtres, qui les abandonnèrent au ressentiment des chirurgiens qui leur firent interdire des fonctions qu'ils ne pouvaient exercer qu'aux dépens du public.

Alors on vit les médecins chercher d'autres suppôts, d'autres rivaux aux chirurgiens, et ils crurent les avoir trouvés dans des manœuvres d'une autre espèce (les Etuvistes), qui ne soupçonnaient guère que les fonctions qu'ils exerçaient, pussent les rapprocher de celles des médecins. Mais les réclamations des premiers élèves des médecins, et surtout l'opinion publique, firent une prompte justice d'une association aussi ridicule qu'avilissante pour les maîtres.

La jalousie des médecins éclata de nouveau en voyant les chirurgiens jouir des honneurs littéraires, donner des grades à leurs élèves, leur faire soutenir des actes publics, et, peut-être, chercher à s'indemniser, par quelques excursions dans le champ de la médecine, des rapines qu'exerçaient dans leur domaine les illégitimes collègues qu'on leur avait donnés. Ils s'adressèrent à l'Université pour les aider à assujétir les chirurgiens, les obliger d'assister à leurs leçons, de s'inscrire sur leurs registres. Mais la chirurgie commençait à paraître un art intéressant, et qui méritait la protection qu'il réclamait. Les guerres, les dissentions publiques en rendaient la nécessité plus fréquente et plus palpable. On reconnut que de toutes les sciences appartenant à l'Université, la chirurgie ne pouvait en être séparée ; que ses priviléges devaient être les mêmes que ceux des autres sciences. L'Université reçut les chirurgiens comme ses enfans : leurs élèves prirent les titres de Bacheliers, de Licenciés, de Maîtres, de Docteurs; leur Ecole fut appelée *Faculté de Chirurgie*. Pour justifier de telles faveurs, les chirurgiens ne s'occupèrent qu'à illustrer leur art par de nouveaux progrès, reformèrent le collége de chirurgie, bâtirent des amphithéâtres et méritèrent, enfin, *que Louis XIII ajoutât à leurs armes une fleur de lis d'or rayonnée, et voulut faire partie de leur confrérie* (Jurisp. de la Chir., pag. 162).

Alors parurent le Vavasseur, les deux de la Nouë, Hery, et Ambroise Paré, qui les surpassa tous, soumit tout à l'expérience, enrichit l'Art d'une foule de découvertes, et prépara les étonnans progrès qu'il devait faire à l'époque dont l'histoire est le sujet de cet écrit. Son immortel ouvrage, répandu dans tous les pays, traduit dans toutes les langues, a formé les deux Fabrice, l'ingénieux Marchettis, le profond Magatus, le savant Scultet, l'éloquent et analyste Pigray, le judicieux de Marque, les lythotomistes Germain, Laurent et Philippe Colot, Sévérin Pineau, et Girault, dont Daleschamp publia les travaux ; Guillemeau, qui débrouilla l'Art des accouchemens; les d'Amboise, dont les aïeux ont toujours exercé la chirurgie avec honneur, et se sont constamment rendus dignes de la confiance des souverains qui gouvernaient la France : Covillard, Thévenin, Habicot, Jean Legrand, qui jouirent d'une réputation méritée ; Rousset qui se déclara partisan de l'opération césarienne ; Bienaise et Roberdeau qui élevèrent un monument en l'honneur de l'Art, qui avait fait leur réputation et leur fortune, en instituant des fonds destinés à payer les honoraires de deux démonstrateurs. Enfin, plus tard parurent Mauriceau, qui surpassa tout ce qui l'avait précédé dans l'Art des accouchemens ; Dionis, qui a servi si long-temps de guide; Belloste et Saviard, dont on lit encore les observations.

N'ayant pu empêcher l'admission de la chirurgie à l'Université, les médecins employèrent une nouvelle ruse. Sachant que rien n'avilit plus un Corps que de l'étendre et d'en faciliter l'entrée à des personnes du commun ; les barbiers ayant d'ailleurs bravé la défense qui leur avait été faite de pratiquer la chirurgie ; les médecins opérèrent, à l'aide de quelques chirurgiens qui oublièrent un moment la dignité de leur état, leur union au Corps des chirurgiens pour mieux dominer ceux-ci et les avilir. Inutilement, ce traité fut-il solennellement désaprouvé par les maîtres de l'art ; il fallut céder au torrent (1).

(1) Quelle profanation, s'écrie à ce sujet Isaac Joubert, dans son édition de Guy de Chauliac, que de permettre l'exercice de la chirurgie, l'une des parties les plus dignes de la médecine, à

Se croyant les émules des enfans d'Hippocrate, les barbiers prirent le seul nom de chirurgiens. Leur nombre, leur avidité, leur ignorance absorbaient, ruinaient, déshonoraient la chirurgie. Exclusivement favorisés par les médecins, ils envahirent les fonctions et s'arrogèrent les droits, les honneurs des chirurgiens, tandis que quelques chirurgiens s'en dépouillaient pour revêtir les haillons des barbiers, et se couvrir de leur honte. Alors les médecins purent mieux soumettre à leur vanité les deux corps réunis. Ils eurent l'occasion de cette réunion favorable pour expulser les chirurgiens de l'Université. L'exclusion des barbiers, facile à obtenir, entraîna celle des chirurgiens. Elle fut suivie de la suppression des cours et des leçons. Le Collége de Chirurgie se vit dégradé, lorsqu'il était le plus utile : ses titres furent effacés avec une fureur pareille à celle des barbares, qui détruisirent les monumens de la Grèce et de Rome. Il se vit privé de tous les honneurs littéraires, séparé des Sociétés savantes, malgré les savans qui le composaient et le lustre qu'elles en recevaient ; il devint un objet de mépris, et parut destiné à être l'éternel asile de l'ignorance (1).

---

d'ignorans Analphabites, qui n'étudièrent jamais en aucun livre et qui n'ont qu'une certaine routine avec quelques recettes qu'ils savent par cœur !

(1) La raison, dit Louis, est au dessus des lois humaines quand elles s'écartent de l'ordre essentiel. Les réglemens n'ont de stabilité qu'autant qu'ils sont exactement conformes à la règle souveraine de l'équité. On dégrada la chirurgie en 1660 ; et lorsqu'en

Par cette union, deux Corps gouvernés par des lois opposées se virent transformés en un Corps monstrueux. On associa ce qui devait être à jamais séparé et ce qui portait un caractère ineffaçable d'opposition, je veux dire l'ignorance et le savoir. Si, du moins, dans cette association, l'ignorance eût été soumise aux lumières, elle aurait pu se dissiper; mais elle était placée au même rang, jouissait des mêmes priviléges, avait les mêmes droits sur la vie des hommes. Les barbiers les plus ignorans marchaient à côté des chirurgiens les plus instruits. Les mêmes lois érigeaient chacun de ces hommes en maîtres de l'art. Le premier barbier du Roi, était aussi son premier chirurgien. Dans ce ridicule assemblage, il ne resta que les anciennes lumières; il ne s'en forma plus de nouvelles. Les maîtres de l'art en conservaient la théorie et les préceptes comme le feu sacré toujours prêt à s'éteindre. Jamais ils n'étaient plus satisfaits que lorsque, dans quelques-uns de leurs nouveaux associés, ils démêlaient une sorte de mérite, une teinture des lettres, fruit d'une éducation cultivée, ou le défaut d'éducation réparé par des talens marqués.

A ce désordre, les médecins vinrent ajouter de nouvelles prétentions. Croyant qu'il n'y avait plus, et qu'il ne pouvait y avoir d'Ecole que la

---

1666 on établit l'Académie des Sciences, les chirurgiens y sont admis et y tiennent un rang distingué parmi les hommes illustres que le gouvernement présente à la nation comme l'élite des savans. (*Hist. de l'Acad. Roy. de Chir.*, *pag.* 23).

leur, ils demandèrent, exigèrent même un *écu d'or* par chaque élève, pour être admis à leurs leçons qu'ils discontinuèrent au refus de ceux-ci. Leurs écoles furent désertes; leurs leçons de chirurgie cessèrent entièrement. L'excès du mal servit à rétablir l'ordre. On comprit que ce devait être aux chirurgiens à enseigner la chirurgie, et on en désigna plusieurs. Mais les médecins prétendant devoir être associés à ces professeurs, s'assemblèrent et résolurent d'aller les assiéger au milieu de leurs élèves. Dans cette noble résolution, « ils revêtirent leurs ornemens scolastiques; les rangs furent marqués selon le courage, selon les charges, et selon les exploits qui avaient distingué les docteurs dans les précédentes querelles. Le Doyen, qui avait vieilli dans ces disputes, marcha à la tête, précédé d'un bédeau et d'un huissier. Ils arrivèrent à Saint Côme, malgré les rigueurs du froid le plus vif. Leurs robes rouges étaient blanchies par la neige et les frimats. Dans cet appareil, ils avaient un air martial qui semblait leur assurer la victoire. On aurait cru, au premier aspect, que la ville était menacée de quelque malheur, que toute l'Université était en procession pour le détourner. Dans cette idée, la populace en prières suivit les médecins qui s'animaient par des menaces et par des cris. Aux approches de Saint Côme, les docteurs se dégagèrent à peine de la foule; le grand nombre se rangea en haies le long du mur; mais le Doyen, plus courageux, se présenta à la porte. Le seul anatomiste qu'eut la Faculté se plaça à côté du chef, un squelette à la main. On heurte, on appèle, on menace d'enfoncer les portes; mais nos élèves ne répondent que par des huées. Dans ce tumulte, un huissier élève la voix. Voici, dit-il aux chirurgiens, vos seigneurs et maîtres de la Faculté; ils viennent s'emparer de l'Amphithéâtre que vous n'avez pu bâtir que pour eux. Ils vous portent tout le savoir qui est renfermé dans leurs livres. La populace qui, jusqu'à ce moment, avait respecté ces formalités comme un appareil de religion, poussa des cris et des huées, insulta les docteurs, et les chassa sans respect pour leurs fourrures ». *(Recherc. sur l'orig. de la Chirurg., Tom. I, p. 468).*

Un pareil événement était peu fait pour calmer les partis. L'esprit de chicane semblait avoir pris la place de l'esprit d'Hippocrate. Tous, jusqu'aux étudians, étaient transformés en plaideurs. Les uns, obscédaient les juges; les autres, formaient des cabales; ceux-ci, éloignaient les assemblées; les plus éloquens, étalaient partout la dignité des Facultés, le prétendu mécanisme de la chirurgie. Personne n'avait le privilége d'être malade sans entrer dans les querelles des médecins. Les consultations n'étaient souvent qu'une discussion de leurs intérêts. Les réflexions sur les maladies n'y paraissaient que des digressions : les malades et l'étude de leurs maux étaient l'objet le moins intéressant pour la Faculté. Cette fureur traînait, malgré eux, les chirurgiens devant les tribunaux, les jetait continuellement dans l'ennui des discussions. Enfin, dans cette confusion, les médecins importunaient la Cour, les Parlemens, l'Université; fatiguaient du détail de leurs disputes les malades jusques dans leurs lits. Ils ignoraient que le public qui n'aime pas à exercer les fonctions pénibles de juge se plait, au contraire, à saisir les ridicules de part et d'autre; et que, lorsqu'il voit des hommes ne s'occuper que du soin de dévoiler mutuellement leurs erreurs ou leurs défauts, il finit par mesurer l'estime qu'il leur porte sur celle qu'ils ont réciproquement les uns pour les autres.

Dans le même temps, le Collége de Chirurgie se trouvait en discussion avec des moines qui prétendaient à l'exercice de la chirurgie dans les hôpitaux qu'ils desservaient en qualité de parabolains ou infirmiers; et, en vertu d'une décision qu'ils obtinrent, on vit un corps de moines procéder au choix des chirurgiens de la charité, nommer Dufouard, destituer Louis *par cause d'incapacité*, usurper les fonctions des chirurgiens. L'orgueil de leurs prétentions, dit M. Percy, allait jusqu'à vouloir les rendre simples spectateurs des opérations qu'ils se croyaient en droit de faire eux-mêmes. Ils se seraient encore emparés de l'enseignement, si le ridicule s'attachant à leur incapacité, n'eût fait rougir la jeunesse de l'obligation d'entendre de pareils maîtres.

Si nous rapportons ici, trop longuement sans doute, l'histoire des révolutions que la Chirurgie française à éprouvées, loin de nous, toutefois, l'intention de rappeler et surtout de chercher à réveiller des dissentions dont nous voudrions pouvoir anéantir jusqu'au souvenir. Hélas! faudra-t-il toujours que l'histoire des sciences qui n'est destinée qu'à éclairer les hommes, soit souillée de celle de leurs haines et de leurs injustices? Mais, pour signaler les services que le grand homme, dont nous avons à célébrer les travaux, à rendus à son état et à son pays, il fallait donner une idée de l'état de la chirurgie à cette époque; faire connaître les obstacles qu'elle avait éprouvés, et, surtout, mettre en garde nos descendans contre les fautes que nos pères ont commises. Ah, sans doute, nous avons assez à dire en faveur de La Peyronie, sans que, pour augmenter sa gloire, nous ayons besoin de dresser l'acte d'accusation des adversaires qu'il a rencontrés dans l'exécution de ses nobles desseins!

Tel était l'état de la Chirurgie en France, lorsque sortit de Montpellier, comme de la ville destinée à produire ce que la France devait avoir de plus illustre en médecine et en chirurgie, un de ces hommes qui font éternellement l'honneur de leur profession et de leur pays, et qui, presque dès son début dans la carrière, parut avoir résolu d'imprimer à la Chirurgie une marche nouvelle, et de lui donner un lustre qui lui était étranger. Il avait le zèle des promoteurs des Sciences, que les obstacles, les persécutions, même, excitent loin de les rallentir. Chargé de l'enseigner dans sa ville natale, à un âge auquel il est plus naturel de s'instruire que d'instruire les autres, on le vit débuter par ne recevoir et n'admettre parmi ses auditeurs que des jeunes gens en état de le comprendre et d'honorer leur profession ; ne s'attacher pas moins à leur en apprendre les principes, qu'à leur en faire sentir l'importance et la dignité, et chercher à les mettre un jour à la hauteur à laquelle il s'était placé lui-même, à celle à laquelle il avait le sentiment que s'éleverait bientôt la Science qu'il cultivait. Ce n'était jamais sans éprouver une bien vive émotion, et sans être pénétrés d'amour et de respect pour leur jeune maître, que ses élèves l'entendaient, au milieu d'une leçon, faire des vœux pour l'illustration de son art et indiquer quelques-uns des moyens propres à lui en donner. Cette conduite, un langage pur et souvent éloquent, le contraste de la jeunesse et des talens, une physionomie noble et pleine d'expression ; enfin, tous les avantages qui commandent l'estime, se trouvaient dans le nouveau professeur, et portèrent bientôt le bruit de son nom jusqu'à la Cour (1). Louis XV distingua La Peyronie, l'encouragea par des témoignages publics de son estime, lui donna sa confiance, comme un hommage qu'il rendait au mérite, et le chargea de ce qui intéressait alors le plus les français, je veux dire sa santé. Dans cette

(1) Ses compatriotes, dit M. De Ratte, s'alarmèrent d'une si haute réputation, ils craignirent de le perdre, et l'événement fit voir que cette crainte n'était que trop fondée.

place honorable, La Peyronie s'occupa bien moins de sa fortune personnelle, que de celle de son Art et de tout ce qui pouvait contribuer à ses progrès. Il n'employa son crédit qu'à changer sa constitution, ses réglemens, à leur en substituer d'autres qui, non-seulement, ne continssent rien de servile, mais qui en relevassent la dignité; à lui procurer des honneurs, si propres à engager à le cultiver, des établissemens qui servissent à l'enseigner et a en étendre les progrès. Non content de lui faire honneur par ses talens, il voulut qu'à l'avenir il fit honneur à ceux qui l'exerceraient. Il ne pouvait le voir languir sous le poids d'une servitude qui n'était point faite pour lui, et pensait qu'une honorable liberté (1) multiplierait autant le nombre des bons chirurgiens que la foule des mauvais avait augmenté par l'avilissement de cette profession. Son premier soin, le premier usage qu'il fit du pouvoir que lui donnaient sa place et ses fonctions près du Souverain, furent de rompre les liens honteux avec lesquels il était étonné que la chirurgie eût pu s'élever et produire quelque chose de grand; de faire que les personnes bien nées n'eussent pas à rougir de l'embrasser; d'exiger qu'elles y fussent préparées par une édu-

---

(1) Comme la politique, la Médecine a ses idées libérales. En vain la prévention, l'envie, l'ignorance se liguent pour les étouffer; elles font chaque jour de nouvelles conquêtes; elles s'insinuent dans l'esprit de leurs ennemis même malgré eux, et tous les obstacles qu'on leur oppose ne font qu'avancer et rendre plus certain le moment de leur triomphe.

cation cultivée, l'étude des langues savantes et de la philosophie; enfin, de ne plus laisser leur instruction exposée au hasard des événemens.

Son début, fut l'établissement de cinq Démonstrateurs choisis parmi les plus habiles chirurgiens chargés d'enseigner les différentes branches de la chirurgie; établissement dont s'autorisèrent les élèves pour refuser aux médecins le témoignage annuel de soumission et de servage que ceux-ci exigeaient, et dont ils étaient très-jaloux. Cette double circonstance réveilla les médecins, doucement endormis dans la confiance où les laissait l'ignorance de nos devanciers : ils firent des réclamations contre l'établissement des démonstrateurs qu'ils auraient dû provoquer eux-mêmes; publièrent des mémoires dans lesquels ils vantaient les services qu'ils disaient avoir rendus à la Chirurgie, représentaient les justes prérogatives qu'on lui accordait comme autant de droits ravis à la Faculté, réclamaient tous leurs priviléges, voulaient qu'on continuât à leur rendre hommage, prétendaient au droit d'envoyer des docteurs présider aux examens des aspirans aux différens grades en chirurgie, et rappelaient, avec une indécente affectation, l'humiliation et la bassesse de quelques-uns des hommes, en faveur desquels le contrat d'union avait prostitué le titre de chirurgien. A ces mémoires, les chirurgiens en opposèrent dans lesquels ils faisaient connaître les abus qui avaient lieu, indiquaient les moyens d'y remédier, et soutenaient la légitimité de leurs droits. Ils disaient que s'il est honorable de soulager les hommes dans leurs maux, il doit l'être également de le faire par des conseils ou par l'opération de la main; que rien n'avilit que l'ignorance et le vice; que tous les moyens d'étendre la félicité humaine, de resserrer la sphère des maux sont également nobles et précieux; que l'honneur nourrit les Arts, tandis que l'avilissement les tue et les anéantit.

Obligé par de nouvelles et fréquentes attaques de défendre les droits de son corps et de l'humanité, La Peyronie se présenta dans l'arène muni des armes nécessaires au triomphe de la vérité. Toujours, il sut se tenir dans les bornes de la modération et de la politesse que ses adversaires respectaient si peu. Un style pur et élégant, une dialectique ferme et pressante, lui tenaient lieu du ton déclamatoire familier à ses rivaux, et que lors même qu'il poursuit des erreurs, en substitue si facilement d'autres à leur place. Ses moyens de persuasion étaient des rapprochemens heureux, des combinaisons fines et adroites, un tableau frappant des abus qui existaient, des inconvéniens qu'il y aurait à les conserver. Les discussions et les querelles renaissant sans cesse, sans cesse il cherchait à les terminer. Chez personne, on ne trouvait autant que chez lui, et cette grande vivacité d'esprit, et cette infatigable activité, et cet art de se multiplier, d'être tout à tous, qui caractérisent spécialement les grands hommes dans presque tous les états.

Mais on aurait une idèe bien imparfaite de La Peyronie, si on le croyait principalement occupé de misérables querelles. La connaissance qu'il avait de ses adversaires, de la nature des discussions qui duraient depuis trois siècles, le décida à chercher ailleurs que dans des pamphlets (espèce de productions dont la destinée la plus heureuse est de faire rire le jour de leur naissance pour être oubliés le lendemain), le moyen de les terminer. Et ce fut en formant de nouveaux établissemens, en augmentant le nombre des démonstrateurs et leur assurant des honoraires suffisans, en inspirant le goût de la chirurgie à des jeunes gens faits pour l'honorer, qu'il crut travailler utilement à l'affermissement de celui qu'il venait de former, à l'affranchissement et aux progrès de son art. Il ne pouvait voir les chirurgiens nuisant à leur art et à eux-mêmes, marchant par des routes opposées, leurs contradictions jetant de l'incertitude sur leurs principes, leur conduite en opposition avec leurs intérêts, les ignorans partageant les récompenses, les faveurs et la confiance du public. Il savait que l'expérience isolée de chaque praticien ne peut produire, même dans le plus long exercice, qu'un petit nombre de faits, quelquefois même inexacts et mal observés; que ces faits ont besoin d'être soumis à une sage critique, à un examen raisonné pour qu'on puisse en déduire une théorie plus sûre, une pratique plus judicieuse. Il jugea combien il était possible, et même nécessaire, de rassembler les chirurgiens de la capitale, de les former en société pour réunir leurs sentimens, éteindre les haines, les disputes; pour recueillir les observations, les découvertes importantes souvent perdues pour l'Art, et en former un corps de doctrine, un dépôt de connaissances, un foyer de lumières capables d'éclairer les praticiens et leur servir de guide dans toutes les circonstances possibles. Il espéra que l'émulation, mère des succès, animerait tous les membres de cette réunion, et jamais espérance ne fut mieux réalisée. Le succès de ses démarches, relativement à la nomination de cinq démonstrateurs, l'encouragea dans ses demandes : et la France eut encore à offrir aux nations, jalouses de sa gloire et de ses succès, le modèle d'un des établissemens les plus utiles à l'humanité. Je veux parler de l'Académie royale de Chirurgie.

En s'occupant de cet établissement, La Peyronie se proposait encore de provoquer, d'entretenir parmi ses confrères le besoin de se voir, d'être ensemble, de s'occuper de leur état, de se livrer à des discussions amicales si utiles à la conciliation des intérêts de l'art et de l'humanité. Il prévit que les vrais chirurgiens, distingués de la foule des empiriques, seconderaient ses efforts, se piqueraient de cette salutaire émulation qui engage, ceux qu'elle anime, à travailler de concert au perfectionnement des Arts ou des Sciences qu'ils cultivent, et les porter rapidement à un haut degré de perfection.

Si La Peyronie parvint à organiser l'Académie de Chirurgie, à réaliser ses grands projets d'illustration de son art; si le succès outre-passa, peut-être, ses espérances, on peut dire qu'il ne négligea aucun moyen d'y arriver, et que personne ne conduisait une affaire plus habilement que lui. Ni le travail qu'elle exigeait, ni les difficultés qu'elle présentait ne ralentissaient jamais sa marche. Dans le même temps qu'il présidait à la formation du corps chargé de l'enseignement (corps dont il voulut faire partie pour mieux lui communiquer l'impulsion qu'il désirait lui donner), il s'occupait de l'organisation de l'Académie, lui donnait un réglement, préparait ses travaux, et prescrivait en quelque sorte à chaque membre ce qu'il avait à faire, sans s'oublier lui-même; il donnait son temps et ses soins à la conservation de la santé du Souverain, dont il était spécialement chargé, de celle des membres de la famille royale et même de la santé publique; il excitait et parmi les maîtres et parmi les élèves une égale émulation; consacrait des sommes considérales à l'établissement des prix annuels à décerner aux auteurs des meilleurs mémoires, des observations, des découvertes les plus importantes; il procurait des chirurgiens à la plupart des Souverains de l'Europe qui ne voulaient que des chirurgiens français, et qui, ne pouvant l'avoir lui-même, s'en croyaient un peu indemnisés lorsqu'ils en recevaient de sa main. Il faisait construire de nouveaux amphithéâtres; donnait l'idée et le plan de ce majestueux édifice, l'un des ornemens de la capitale, destiné, dans le principe, au seul enseignement de la Chirurgie, et qui, un demi-siècle plus tard, devait être le lieu, le centre de l'enseignement des deux médecines, et renfermer ce qu'elles possèdent de plus riche et de plus instructif; comme si La Peyronie eût dû contribuer à une réunion aussi désirée, aussi avantageuse, eût dû poser les fondemens d'une aussi précieuse collection. Il préparait insensiblement les esprits à la grande et importante révolution qu'il voulait opérer, je veux dire la suppression, l'anéantissement de la communauté des chirurgiens-barbiers, ce Corps ridicule qui, depuis trois siècles, était, en même temps, la cause, l'instrument ou le prétexte de tous les troubles, de toutes les querelles entre les médecins et les chirurgiens, un moyen de décadence et d'avilissement de la chirurgie, et le principal obstacle à sa régénération. Il méditait le plan d'une Ecole-pratique de chirurgie, avisait aux moyens d'en établir dans les principales villes de la France. Enfin, au milieu de tant et de si nobles occupations, de travaux importans, il trouvait encore du temps à donner aux discussions, aux querelles que renouvellait sans cesse le Corps des médecins, dont l'émancipation, les progrès et le lustre de la chirurgie blessaient l'amour-propre.

Une des qualités, je dirai presque une des vertus par lesquelles se distingua La Peyronie, fut de s'environner toujours des gens les plus instruits, les plus marquans dans son état. Son zèle lui faisait découvrir le mérite partout où il pouvait être. Informé des talens précoces du jeune Louis, il le fait venir à Paris, où il le fixe en lui procurant une place avantageuse ; que celui-ci, plus flatté de la mériter que de la devoir à la protection, dispute et obtient au concours (1). Cédant à ses sollicitations, Quesnay quitte le Mans, se fixe à Paris, où La Peyronie lui fait donner une place de chirurgien du Roi et la prévôté de l'hôtel, ce qui l'aggrége au Collége de Chirurgie : peu de temps après, il le fait nommer Professeur au même collége. Il invite, il sollicite, il presse Lecat de quitter Rouen, lui offre à Paris un établissement des plus avantageux, ne lui dissimulant pas qu'il a sur lui les plus grandes vues ; mais, Lecat refuse par désintéressement et par amour de son pays. Enfin, quiconque excelle dans son état, montre d'heureuses dispositions, ou éprouve des besoins, est assuré de sa protection, a droit à ses bienfaits, à son amitié. Aux uns, il ouvre la carrière de la fortune ; aux autres, il montre le chemin des honneurs ; il aide le plus grand nombre de ses conseils et de sa bourse ; il les encourage, les stimule, les excite pour la plus noble des passions, l'amour de la gloire.

---

(1) Il ne craignait pas, dit son panégiriste, de se mesurer avec des rivaux qui avaient dans l'art plus d'années d'exercice, s'ils n'avaient plus d'étude. Il sortit vainqueur du combat, et sa victoire eut cela de remarquable, que l'on ne doute pas, plus de son mérite que de l'intégrité des juges.

Tant de moyens dirigés vers un même but, devaient nécessairement avoir de grands résultats : aussi, jamais peut-être, n'alla-t-on aussi rapidement dans l'amélioration, dans l'ennoblissement d'une science, et jamais n'y arriva-t-on plus heureusement. Comme il n'y avait rien de personnel dans ses demandes ; comme il n'employait son crédit, la faveur dont il jouissait, la reconnaissance que l'on lui devait, les services qu'il rendait, les guérisons qu'il opérait, que pour l'avancement de son art, il se croyait autorisé à demander encore, à demander toujours. Il était, dit l'un de ses panégyristes, insatiable quand il s'agissait de la chirurgie. Toujours pressé dans sa marche, on ne le voyait quitter le but qu'il avait atteint que pour s'en proposer un plus élevé qu'il attaignait encore. Ce qu'il avait obtenu semblait le placer à un point d'où il découvrait quelque chose à obtenir encore. Tel un fleuve, après avoir embelli et fertilisé le sol où il a pris naissance, à mesure qu'il reçoit d'autres eaux, s'agrandit, s'étend, devient de plus en plus majestueux, et fait la richesse du pays qu'il parcourt.

Cependant la marche rapide de la Chirurgie, vers son entière émancipation et son perfectionnement, étonnait les médecins. Elle réveilla leur jalousie, et ralluma une guerre qui n'était qu'assoupie. La reprise des hostilités fut signalée par de nouveaux mémoires, des lettres, des écrits de toute espèce. Mais, jamais la Faculté ne garda moins de ménagemens et ne soutint ses prétendus droits avec plus de violence que dans *le Baillon*, qui, loin d'empêcher les chirurgiens de parler, leur fit peut-être élever la voix plus haut, pour défendre leur indépendance et leur honneur. Ils publièrent une *réponse à l'auteur du Baillon*, ainsi qu'à quelques lettres d'Astruc, et au pamphlet qu'Andry publia à la même époque sous le titre de *Cléon à Eudoxe, touchant la prééminence de la Médécine sur la Chirurgie.*

Alors parut la fameuse *déclaration du Roi*, rédigée par l'immortel d'Aguesseau, d'après le plan et les idées de La Peyronie; déclaration qui supprimait la communauté des chirurgiens-barbiers, réglait les prétentions réciproques des médecins et des chirurgiens, en plaçant la chirurgie au même rang que la médecine et la rappelant à son ancienne splendeur. Elle portait que personne ne serait désormais admis dans le Corps des chirurgiens qu'il ne fût Maître ès Arts; que l'Ecole de chirurgie se gouvernerait par ses propres statuts comme celle de médecine. Enfin elle remplissait pleinement les vœux que faisaient inutilement, depuis si long-temps, tous les hommes de l'art pénétrés de l'importance et de la dignité de leur ministère, et semblait devoir terminer toute espèce de discussion. Des vues aussi sages, des mesures aussi pacifiques ne plûrent point aux médecins. Ils publièrent *des réflexions sur la déclaration du Roi*, dans lesquelles ils prétendirent que les lettres étaient non-seulement inutiles aux chirurgiens, mais même qu'elles pouvaient nuire à l'acquisition des talens dont ils avaient besoin pour pratiquer utilement leur état (1). *Des réflexions sur les réflexions* ne tardèrent pas à paraître ; elles furent suivies de notes qui amenèrent de *nouvelles réflexions*, ou plutôt de nouvelles injures contre le corps entier des chirurgiens de Paris. Suivant ces médecins, les usages les plus anciens allaient être abolis ; on allait déroger aux dispositions des lois les plus sages, l'autorité des titres les plus respectables était anéantie, le bon ordre méprisé, le bien public sacrifié, la Société entière menacée si le Roi permettait que l'Ecole de Saint Côme se gouvernât par ses statuts comme l'Ecole de médecine ; qu'elle enseignât librement la chirurgie à ses élèves et leur conférât des grades. Suivant eux, l'Université perdait ses droits, la Faculté était déshonorée, si un chirurgien pouvait, comme un médecin, être Bachelier, Licencié ou Docteur. La même année vit encore paraître de la part des médecins : *Thémis et le malade pour la subordination dans la médecine ; lettres et ré-*

(1) Il faut, disaient encore les médecins, qu'au lieu de perdre leur temps à l'étude, les jeunes chirurgiens fassent la barbe pendant cinq ou six ans. Cette opération est un merveilleux exercice pour former la main d'un bon opérateur, c'est-à-dire, que pour apprendre à bien couper, il faut acquérir l'habitude de ne couper jamais ; car, si l'adresse et la perfection du barbier consistent à faire glisser légèrement son instrument sur la peau sans l'entamer, le talent du chirurgien, quand il opère, consiste à pénétrer hardiment dans les chairs ; de sorte que rien n'est plus opposé au mouvement des doigts du chirurgien que le mouvement du poignet du barbier, et que l'habitude contractée dans l'exercice du métier de barbier serait elle-même plus nuisible qu'utile au chirurgien.

flexions sur la qualité de Maître ès Arts nouvellement exigée pour être chirurgien de Saint Côme.

A tous ces libelles plus ou moins insultans pour le Corps des chirurgiens, ceux-ci opposèrent enfin un grand et important ouvrage, généralement attribué à Quesnay, intitulé : *Recherches sur l'origine, sur les divers états et sur les progrès de la chirurgie en France.* C'est dans ce livre, le seul qui restera d'une querelle qui a duré au delà de deux siècles, qu'il faut chercher les détails relatifs aux efforts que les chirurgiens n'ont cessé de faire pour secouer le joug de la médecine, pour améliorer, et ennoblir leur art; l'histoire des guerres qu'ils ont eu à soutenir, des vexations, des humiliations de toute espèce qu'ils ont eu à supporter. A cet écrit, les Doyens de la Faculté opposèrent d'abord un *mémoire* dans lequel ils tracèrent bien différemment l'histoire de la Chirurgie. A les entendre, c'était à eux et à eux seuls qu'étaient dus et que devaient être attribués tous les progrès qu'elle avait faits : les chirurgiens n'avaient jamais su que s'attribuer leurs découvertes et en profiter. Bientôt après, ils adressèrent une *requête au Roi contre La Peyronie*, dans laquelle ils attaquaient de nouveau ses plans d'amélioration, prétendaient que les chirurgiens ne devaient être admis à faire partie de la Faculté qu'à titre d'écoliers; qu'ils n'avaient pas le droit d'enseigner, de faire soutenir des thèses, de donner des grades. Si on veut les croire, la raison est toute de leur côté; l'univers ne peut subsister sans eux : Dieu les a donné aux hommes dans sa bonté. Ils sont la sauvegarde du corps humain ; leur esprit est ce feu précieux dérobé à la divinité par Prométhée ; ils n'igorent rien, ils connaissent parfaitement toutes les maladies, leurs symptômes, les moyens de les guérir ; ils ont des principes et des axiomes aussi certains que ceux de la géométrie. Les chirurgiens au contraire, sont d'une ignorance crasse, toujours incertains sur la nature des maladies, sur le choix et la vertu des remèdes, sur les accidens inséparables des plus légères opérations. Leur école mérite le titre d'Academie Anière de Saint Côme, etc., etc.

Un *second mémoire pour les Doyen et Docteurs de la Faculté de Médecine contre La Peyronie*, ou plutôt contre ses projets et ses moyens d'agrandissement de la Chirurgie, parut encore comme une nouvelle réponse aux *recherches* ; tant les médecins avaient à cœur de détruire la forte impression que cet ouvrage avait faite sur les esprits. Dans le même temps, Procope Couteau proposa une paix incidieuse dans un *discours* qu'il prononça à la Faculté *sur les moyens d'établir une bonne intelligence entre les médecins et les chirurgiens*. Ce fut alors que, pour tâcher de terminer cette longue et scandaleuse querelle, La Peyronie publia son *mémoire contre les Doyen et Docteurs de la Faculté de Médecine de Paris*. Dans cet écrit, La Peyronie ne se montre pas moins supérieur à ses adversaires par les moyens décisifs qu'il employe que par l'adresse qu'il mit dans sa conduite et ses égards pour le corps des médecins. « Le retour de la Chirurgie à son premier état, dit-il, a produit dans la Faculté de Médecine des effets bien différens, et il s'en faut beaucoup que tous les membres de ce corps aient pensé de même d'un événement si intéressant pour le public. Les uns, n'envisageant dans la nouvelle déclaration que le bien public et l'honneur d'un Art dont ils connaissent tout le prix, ont vu, avec satisfaction, la Chirurgie renaître et reprendre son premier lustre. Ils ont applaudi aux dispositions d'une loi qui ne tend qu'à procurer la santé publique en multipliant les précautions pour s'assurer de la capacité de ceux à qui, dans les plus grands dangers, on est obligé de livrer sa confiance, et qui sont, en quelque sorte par état, les arbitres de la vie des hommes ».

« Quelques autres, avec des vues assez droites, mais fortifiés, sans s'en apercevoir, dans des préjugés sur lesquels leurs grandes occupations ne leur permettent pas de réfléchir autant qu'ils en sont capables, ont cru, de bonne foi, qu'en général les demandes des chirurgiens étaient déraisonnables, qu'elles ne pouvaient être appuyées d'aucun titre, d'aucune possession : et cette façon de penser, formant, depuis long-temps, un acte de foi dans la Faculté, il n'est pas étonnant que plusieurs de ses membres prennent leur parti sans examen, et qu'ils suivent, par devoir, l'esprit du Corps. On peut dire de ceux-là que, grâce à leurs lumières et à leur probité, il ne leur manque

que d'être instruits des faits pour changer de sentiment. Aussi, la Chirurgie ne les compte pas au nombre de ses ennemis : en défendant une cause juste, elle croit moins écrire contre eux que pour eux ».

Ailleurs il s'écrie : « si la Chirurgie est asservie et humiliée ; si ceux qui l'exercent sont réputés ignorans par état, de quels hommes désormais ce Corps sera-t-il composé, si non de manœuvres empiriques, d'artisans grossiers, sans éducation, sans capacité, et dont l'unique talent sera de mutiler en détail toute la Société avec plus ou moins de hardiesse et de dextérité ? Si l'on conserve, au contraire, à cet état sa liberté naturelle et son ancienne indépendance ; s'il est permis à ceux qui le professent de l'étudier, et s'ils peuvent impunément s'y rendre savans, que ne doit-on pas attendre de ses progrès ? Combien de gens de mérite ne dédaigneront plus d'entrer dans une Société où les talens de l'esprit trouveront si abondamment de quoi s'exercer à l'avantage des citoyens ? »

Que ce ton est différent de celui que les adversaires de La Peyronie prirent constamment, et dont ils renouvellèrent l'exemple et le scandale dans un *troisième mémoire*, pour prouver que les chirurgiens n'ont pas le droit d'enseigner leur Art en latin, ni celui de former un Corps Académique. Peu de temps après, ils appuyèrent ce mémoire de *la supériorité des médecins sur les chirurgiens, prouvée par les lois et par les usages de toute l'Europe :* supériorité qu'ils ne parurent jamais moins mériter, et qui ne leur fut jamais moins accordée que lorsqu'ils la réclamaieut avec plus d'instance. Mais, Combalusier et Andry se chargèrent de prouver qu'elle leur était due de toute justice; Combalusier, en disant que le premier médecin du Roi avait coutume de prêter serment entre les mains du Roi lui-même, tandis que le premier chirurgien ne le prêtait qu'entre les mains du premier médecin. Andry, en soutenant que les médecins ont beaucoup de religion, qu'ils ont eu des Saints; que plusieurs ont composé des livres de théologie, même de controverse; que les chirurgiens n'ont encore eu aucun Saint de leur profession; que Saint Côme et Saint Damien n'ont point exercé la chirurgie; que c'est sans fondement que les chirurgiens les ont choisi pour leurs patrons; qu'enfin, on ne peut citer aucun livre de dévotion de la façon d'un chirurgien.

Les chirurgiens ne songèrent point à se prévaloir d'une dévotion exemplaire; ils ne réclamèrent point en leur faveur la liste des Saints, ils n'opposèrent pas même à leurs adversaires le Dictionnaire des athées. Mais ils soutinrent que, de tous les écrits des médecins contre la chirurgie et les chirurgiens, il devait résulter que, moins ils auraient déguisé et altéré la vérité, plus le tableau qu'ils faisaient de l'état d'avilissement et d'abjection de la Chirurgie aurait été vrai et ressemblant; plus on devait en conclure la nécessité de changer un ordre de choses si contraire à l'intérêt de l'humanité; plus on devait s'empresser et mettre d'importance à tirer la Chirurgie de cet état d'avilissement dans lequel elle aurait pu être un moment.

Cependant, malgré tous ces libelles qui, j'espère, se trouvent cités ici pour la dernière fois, et malgré bien d'autres que j'omets à dessein; l'Académie de Chirurgie s'organisait en silence et prenait la sage détermination de ne plus opposer à ses antagonistes que ses travaux et les services qu'elle rendait à la société, quoiqu'elle rencontrât encore un bon nombre d'adversaires, et parmi quelques chirurgiens qui, n'ayant pas été appelés à en faire partie, ne pouvaient se persuader qu'on ne leur eût pas fait une injustice; et parmi ceux qui appréciant la médiocrité de leurs talens, et plus occupés du produit de leur état que de son ennoblissement et de ses progrès futurs, craignaient que le titre d'académiciens ne donnât plus de réputation à leurs compétiteurs. Au moyen des précautions que prit La Peyronie, de la prudence qu'il apporta, de la générosité qu'il mit à acquitter tous les frais d'établissement, des prix qu'il fonda, des mesures conciliatrices qu'il fit adopter, l'Académie se vit en état de braver tous ses adversaires: aussi, fut-elle loin d'éprouver le sort des établissemens nouveaux dont les premiers résultats ne sont ordinairement que des essais imparfaits qui se perfectionnent graduellement. Les siens furent autant de chef-d'œuvres. A peine son existence était-elle connue, qu'on vit paraître le premier volume de cet ouvrage immortel dont aucune nation ne peut offrir l'équivalent. Il était, en même-temps, le résumé de ses travaux, sa réponse à ses détracteurs, la justification du titre qu'elle avait désiré. Il excita parmi tous ceux qui cultivaient la Chirurgie une émulation qui passait des maîtres aux élèves. Bientôt, l'Académie devint l'Ecole des meilleurs chirurgiens de toutes les nations; tant il est vrai qu'un des grands avantages des Corps Académiques est de former les maîtres à un travail dont tout les engage à se dispenser, et à s'occuper de l'instruction des hommes qui se forment ou qui se sont déjà formés. C'est de cette époque que les chirurgiens auparavant isolés et sans communication, comme sans encouragement, eurent un point de réunion. C'est de cette époque que l'on commença à avoir un code de chirurgie uniforme, judicieux, lié dans toutes ses parties; que l'on discuta les points fondamentaux de l'art, que l'on s'occupa, surtout, à connaître le caractère, les espèces, les causes, les différences des maladies qui ressortent de la Chirurgie, à marquer avec soin les signes qui les caractérisent, à former un pronostic, à déduire et à remplir les indications, à apprécier la valeur des moyens curatifs. Dans cet ouvrage on ne trouve rien qui ne soit véritablement pratique, rien qui ne soit marqué au coin de l'utilité. Ce n'était point le microscope à la main que les auteurs étudiaient et enseignaient l'anatomie. Ils n'appelaient point la géométrie à leur secours pour connaître les forces de chaque fibre, de chaque muscle, de chaque organe. Ils ne soumettaient point nos fluides à une insignifiante analyse. Ils n'employaient guère dans leur pratique ces teintures, ces quintescences, ces poudres, ces sels, ces esprits, et tous les poisons dont une chimie *prétencieuse* est venue appauvrir la médecine et retarder ses progrès. Ils ne cherchaient point à tout expliquer, à rendre raison de tout : mais c'est aux observations régulières, exactes et judicieuses, qu'ils donnaient une exclusive préférence, aux conséquences pratiques qu'on en peut déduire qu'ils s'attachaient spécialement. Destinés à éclairer, à perfectionner la Chirurgie, ils ont d'autant mieux rempli leur mission, qu'ils ont senti la nécessité de s'y borner, et que s'occupant d'objets soumis le plus souvent au témoignage des sens, ils n'admettaient que les faits bien observés; tandis que les médecins, égarés par la recherche de principes hypothétiques, créaient des sectes et se livraient à tous les écarts que l'étude des maladies externes aurait dû corriger ou prévenir; les chirurgiens se contentaient de combattre d'anciennes erreurs, de découvrir de nouveaux faits, de continuer l'art dont leurs inventions agrandissaient la sphère sans le faire plier sous le joug des systèmes.

Et comment n'auraient pas donné de semblables résultats une réunion d'hommes tels que ceux auxquels était confié l'enseignement, et ceux qui formaient l'Académie, les motifs et le but de cette réunion, les auspices sous lesquels elle était formée? N'y voyons-nous pas le premier de tous par rang de date, de talens et de services, son illustre fondateur? Y eut-il jamais un homme plus passionné pour la gloire de son état, qui marchât plus directement, plus obstinément à son but, qui eût autant de moyens d'y arriver, et sût aussi bien les mettre en usage? Le vit-on jamais employer à un autre but la bienveillance, j'oserais presque dire l'amitié de Louis XV (1)? Ses travaux, ses vœux, sa vie toute entière, ses dernières paroles, sa mort même, ne furent qu'une longue suite de services qu'il rendit à la Chirurgie. S'il n'en a pas changé la face; s'il a eu d'illustres rivaux, il n'en est pas moins de tous les chirurgiens français, celui qui a montré le plus de zèle, qui a mis le plus de talens et d'adresse, qui a fait le plus de sacrifices pour hâter son perfectionnement : et cette gloire qui lui est propre, qu'il ne partage avec personne, lui assure à jamais le titre de Restaurateur de la Chirurgie en France.

Son maître, son émule, son bienfaiteur, Mareschal, surnommé *l'Oracle en Chirurgie,* qui venait

---

(1) Louis XV ne se contenta pas de donner sa confiance à La Peyronie, il l'honora d'une affection particulière, lui fit délivrer des lettres de noblesse, lui confia la charge de maître d'hôtel de la Reine, le nomma gentilhomme ordinaire de la chambre, le gratifia d'une pension de 10000 fr., etc. Les femmes elles-mêmes (car leur suffrage n'est point indifférent), paraissaient les plus empressées à publier hautement son mérite, elles disaient que La Peyronie leur avait rendu son art moins effrayant.

de sauver la vie à Louis XIV, et que Louis XIV chercha *à élever autant au-dessus du commun qu'il s'était élevé lui-même au-dessus de ceux de sa profession* (1); Mareschal n'était pas animé d'un moindre zèle pour le perfectionnement de son art. Il aurait pu, dit son panégyriste, fournir à la Chirurgie un trésor immense d'observations, s'il eût recueilli toutes celles qu'il a eu occasion de faire. Mais, il ne connaissait pas assez sa supériorité, et il croyait trop que les autres étaient familiarisés, comme lui, avec les faits extraordinaires.

Malaval donnait à l'éducation chirurgicale de Le Dran le fils les soins que Le Dran le père avait donnés à la sienne. Aussi zélé que son maître et son disciple pour l'illustration et les progrès de son art, il enrichit les Mémoires de l'Académie, du fruit de ses travaux, et ne se consola de la perte de ses deux fils, qu'il destinait à la chirurgie, qu'en adoptant pour gendre Foubert, dont nous aurons occasion de parler.

Morand, qui vit naître et se former l'Académie, suivit ses progrès, et y contribua puissamment; il alla visiter les chirurgiens de Londres et voir opérer Cheselden avec qui il se lia d'une étroite amitié; fit un grand nombre d'expériences et de recherches, et rédigea long-temps les travaux de ses collaborateurs.

---

(1) Paroles dont s'est servi Louis XIV dans les lettres de noblesse qu'il accorda à Mareschal.

Académicien aussi zélé que laborieux, Le Dran le fils soumit à une savante révision la Chirurgie opératoire, imagina et perfectionna plusieurs procédés. Il ne mit pas moins de modestie dans le récit de ses succès, que de candeur dans celui de ses revers.

Soutenant l'indépendance et la splendeur de son art, J.-L. Petit avait la plus grande influence dans la Capitale, et ne faisait pas moins d'honneur à la Chirurgie par les qualités de son cœur que par celles de son génie. Son nom seul inspirait la confiance. L'affection qu'il portait à son pays, l'intérêt qu'il prenait aux travaux de l'Académie, lui firent refuser les propositions de fortune qui lui furent faites par le Roi de Prusse, et celui d'Espagne, comme jadis le Père de la Médecine avait refusé les riches présens et les brillantes propositions du fastueux Roi de Perse. Egalement passionné pour la Chirurgie, son fils avait déjà donné et méditait encore d'importans travaux, lorsqu'à vingt-sept ans, la mort vint le surprendre à l'Académie, méritant qu'on dit de lui que déjà il ne pouvait plus être comparé qu'à son père. Quand on prononce le nom de Petit, a dit M. Percy, tout ami de la Chirurgie, doit se lever et se découvrir par respect et par reconnaissance.

Le premier, que La Peyronie appela à coopérer aux grands projets qu'il avait pour l'illustration de son art, fut Quesnay. C'était un de ces hommes dont les vues sont profondes, dont le courage est infatigable, le zèle du bien public ardent, et qui, familier avec l'idiome propre aux Sciences, sut être l'interprète de toutes, le rédacteur de tous les travaux, le Secrétaire de l'Académie. Tandis que La Peyronie employait son crédit près du Roi en faveur de son art, Quesnay dirigeait au même but les dispositions de M.me de Pompadour (1).

Attiré à Paris par les bienfaits de La Peyronie, et en quelque sorte formé par lui, Louis occupa successivement beaucoup de places; mais aucunes ne le flattèrent autant que celles de Professeur au Collége de Chirurgie et de Secrétaire de l'Académie, aux travaux, et à l'illustration de laquelle personne ne prit autant de part. Pourquoi dix-huit ans se sont-ils écoulés depuis la publication du cinquième volume de ses Mémoires jusqu'à sa mort, sans que nous ayons eu le sixième? Ce

(1) Illustre Bichat! avais-tu lu les ouvrages de Quesnay, et surtout les recherches historiques sur la Chirurgie, le beau discours qui est en tête du premier volume des mémoires de l'Académie de Chirurgie; lorsqu'écrivant l'éloge de ton maître et de ton ami, tu as dit que la *Chirurgie ne comptait pas Quesnay parmi ses soutiens!* A la vérité, il n'eut pas en partage le brûlant génie qui fut le brillant appanage de Desault et le tien. Mais, l'homme qui a tant travaillé pour son art, l'illustre auteur de tant d'ouvrages, et surtout des deux célèbres écrits que je viens de citer; celui qui a tant contribué à terminer la querelle qui divisa, je dirai presque qui avilit si long-temps deux Corps respectables sous tant de rapports, n'était rien moins qu'un homme ordinaire.. Et peut-être jamais la Chirurgie ne vous eût-elle tous deux compté dans ses rangs, si Quesnay n'eût contribué à la tirer de l'état d'avilissement dans lequel elle était tombée, et à la placer au rang des plus nobles et des plus considérées.

ne sont pas les matériaux qui lui ont manqué. Son insouciance, à cet égard, lui avait déjà attiré les reproches de ses confrères. C'est un larcin qu'il a fait à l'Art. Un des hommes chargés, récemment, d'organiser l'enseignement et l'exercice de l'Art de guérir en France, n'aurait-il pas à se reprocher cette indifférence ? Et les *Recherches critiques sur la Chirurgie moderne* sont-elles capables de nous indemniser du silence de Louis, pendant les dix-huit dernières années de sa vie?

L'un des Directeurs de l'Académie, l'illustre La Faye portait dans ses travaux cette méthode analytique dont il a donné le modèle et l'exemple dans ces *principes*, qui, pendant le cours du dix-huitième siècle, ont fait aimer et cultiver la Chirurgie, comme la *Nosographie chirurgicale* paraît destinée à la faire aimer et étudier pendant le dix-neuvième. Il n'a pas fallu moins d'un siècle pour qu'on osât retoucher à cet immortel ouvrage auquel les découvertes modernes ont pu et ont dû ajouter, mais dont elles n'ont fait le plus souvent que confirmer la doctrine !

L'exemple des grands hommes donne de l'émulation à ceux qui sont dignes de le devenir à leur tour. Houstet, dont l'amitié de La Peyronie ferait seule l'éloge, se signalait par son enthousiasme pour la gloire de la Chirurgie française, par son zèle pour l'établissement d'une École pratique, par les prix qu'il institua annuellement et à perpétuité, pour les élèves qui se distinguaient par leurs progrès; par le don qu'il fit pendant sa vie de sa bibliothèque, ainsi que de deux mille francs pour l'augmenter; enfin, par le monument qu'il fit élever dans l'amphithéâtre de l'École pour y perpétuer le souvenir des traits et de la munificence de son ami (1).

De semblables exemples doivent trouver des imitateurs. A la même époque, on vit Vermond, Membre de l'Académie, fonder un prix annuel de la valeur de 300 fr. pour l'avancement de l'Art des accouchemens; Le Cat, élever à ses frais un amphithéâtre à Rouen, y devenir le fondateur et l'âme d'une Société littéraire, et emporter tous les prix à l'Académie de Chirurgie qui lui fit l'insigne honneur de le prier de se reposer sur ses lauriers pour ne pas décourager ses rivaux. Dans le même temps, la ville de Berne vit s'élever dans son sein un amphithéâtre où l'on allait entendre Haller, enseignant l'Anatomie. En Angleterre, Fothergill, après avoir donné au Collége de Mé-

(1) En face du buste de La Peyronie élevé aux frais de Houstet, est un tableau représentant Minerve, symbole des Sciences et des Arts, assise sur une chaise antique; sa main est appuyée sur un bouclier sur lequel on voit Apollon chassé du ciel, occupé à monder un arbre; l'inscription *Apolloni opifero* fait allusion à la Chirurgie que La Peyronie a tant illustrée par ses talens et par ses bienfaits. Le tableau qui fait face au buste de La Martinière rappelle les obligations que lui a la Chirurgie. Le génie de l'Art accueilli par la France sous la figure de Minerve protectrice des talens, présente à la Déesse avec respect et reconnaissance le plan de l'Ecole pratique de Chirurgie, et les noms des principales villes de France où l'on avait établi, d'après le plan de La Peyronie et par les soins de La Martinière, des écoles pour les progrès et l'illustration de l'Art.

decine d'Edimbourg une riche collection d'objets destinés à l'étude de la matière médicale, offrait à Hunter son cabinet d'histoire naturelle à cinq cents guinées au-dessous du prix auquel il serait estimé : cadeau que Hunter reçut avec reconnaissance.

Digne successeur de La Peyronie, La Martinière montra le même zèle que lui pour maintenir les nouveaux établissemens dont la direction lui fut confiée. C'est à ses soins que l'on doit l'édifice superbe que Louis XV fit élever pour l'enseignement de la Chirurgie. Ce fut à sa demande qu'on érigea une Chaire de Chimie appliquée à la Chirurgie, laquelle fut dignement occupée par Peyrilhe. Il fonda six lits destinés à recevoir autant de malades affectés de blessures graves, et cet établissement a donné naissance à celui des cliniques.

Très-jeune alors, Sabatier devint bientôt le sujet le plus brillant du Collége de Chirurgie, un des membres les plus laborieux de l'Académie. En même-temps qu'il faisait oublier tous les anatomistes qui l'avaient précédé, il rajeunissait La Motte, préparait les matériaux de ce premier *Traité complet d'opérations*, qui n'a son égal chez aucune nation ; il remplissait les Mémoires de l'Académie de Chirurgie, ceux de l'Académie des Sciences, ceux de l'Institut, du fruit de ses conceptions et de ses veilles, et méritait les honneurs de l'apothéose qu'il obtint de son vivant. *(Voy. son Eloge)*.

Fabre et Louis prouvaient qu'il ne se fait point

de régénération de chairs dans les plaies avec perte de substance : Pibrac proscrivait les sutures, ou plutôt il en réservait l'usage pour les cas seuls qui l'exigent. Il mettait sur la voie de la véritable méthode curative de ces plaies. Des hommes d'un grand nom, La Martinière, Ravaton, Le Dran, Boucher, faisaient des plaies d'armes à feu, l'objet spécial de leurs études et posaient les principes d'une saine thérapeutique. Vacher faisait de belles expériences sur les effets des projectiles, sur les modifications que leur font éprouver les résistances qu'ils rencontrent. La Motte et Beaumont recueillaient des observations de plaies par arrachement, en notaient les accidens, en indiquaient le traitement. Hoin, Sabatier faisaient connaître les avantages d'une prompte cautérisation des plaies faites par la morsure des animaux venimeux ou enragés.

La Peyronie, La Martinière, Petit, Boudou, Garengeot, recueillaient sur les plaies de tête des observations qui ont servi de fondemens à une doctrine à laquelle il était réservé à Desault de faire d'importantes modifications. Bertrandi, Pouteau, David, cherchaient à expliquer les abcès qui surviennent quelquefois au foie à la suite des plaies de tête.

Paraissant s'être partagé le vaste champ des hernies, Garengeot en faisait connaître plusieurs espèces dont l'existence n'avait point encore été constatée; Pipelet, Verdier, rapportaient des observations de celles de l'estomac, et de la vessie; La

Peyronie s'occupait de celles qui sont accompagnées de gangrène; Goursaud faisait des différentes causes de l'étranglement, de leur manière d'agir, l'objet de ses méditations; Leblanc, Louis, discutaient les indications à remplir, et perfectionnaient le manuel opératoire; enfin, Camper ne dédaignait pas de s'occuper des moyens d'améliorer, de perfectionner les moyens capables de les maintenir, d'en prévenir les dangers, il posait les principes d'après lesquels ces agens doivent être confectionnés.

Les maladies des os occupaient le génie de Petit, et fixaient l'attention des Duverney, des Houstet, des Vacher, des Brasdor, des Sabatier qui en faisaient connaître qui n'avaient point encore été observées, en indiquaient les causes, les signes, et presque toujours substituaient avec avantage de nouveaux procédés, de nouveaux bandages, de nouveaux moyens curatifs aux procédés, aux bandages et aux moyens curatifs usités.

Bien différent de cet avare hollandais qui tailla, dit-on, quinze cents calculeux, à mille écus par tête, en cachant, son procédé et en trompant également Albinus et Haller, auxquels il le vendit chèrement; Frère Cosme, qui avait été chirurgien avant d'être moine, opérait publiquement et gratuitement, dans presque toute l'Europe, taillait et cataractait avec le plus heureux succès, et imaginait, pour ces opérations, des procédés, des instrumens qu'il portait d'emblée au degré de perfection qu'ils étaient susceptibles d'acquérir.

Les succès engagèrent l'Académie à faire des expériences sur les différens procédés mis en usage pour extraire les calculs; et l'on vit à son appel Le Dran, Louis, Thomas, Moreau, Le Cat, Foubert, Morand, La Faye, non-seulement essayer, examiner, comparer les procédés, les modifications, les instrumens nouveaux, et s'efforcer de donner à cette belle opération la certitude mathématique. Louis et Fleurant proposaient différentes manières d'opérer chez les femmes. Littre, La Peyronie, Houstet, Garengeot, Le Dran, faisaient leur étude des cas dans lesquels les calculs sont enkystés.

Foubert perfectionnait le traitement des fistules et des anévrismes, indiquait une nouvelle manière de faire la résection des amygdales. Louis, Pipelet, faisaient des expériences tendantes à s'assurer s'il est utile de lier l'épiploon dans le cas de lésion de cette membrane ; et le résultat de leurs expériences venait confirmer les inconvéniens de cette ligature déjà présentés par Mareschal, Boudou et Pouteau. Goulard, Le Dran, Belloq, indiquaient différens procédés pour extraire les polypes. Louis, Désormaux, Ferrand, Mareschal, recherchaient la meilleure manière de traiter les fistules salivaires. L'Académie couronnait la savante monographie de Chopart sur les loupes ; gendre de Quesnay, Hévin publiait sur les effets des corps étrangers arrêtés dans l'œsophage ou la trachée-artère, un de ces ouvrages qui suffisent pour établir une grande réputation.

Vacher, Malaval, Morand, Mareschal, éclairaient la doctrine des cancers, et leur cherchaient des spécifiques.

La Faye, Le Dran, Morand, Chopart, pratiquaient différentes amputations qui n'avaient point été mises en usage avant eux. Louis recherchait les moyens de prévenir la rétraction des chairs, et la dénudation des os. Boucher, La Martinière, discutaient le temps le plus favorable au succès de ces opérations nécessitées pour cause de plaies d'armes à feu. Verduin, Sabourin, proposaient des procédés nouveaux qui, perfectionnés par Louis et La Faye, sont loin de mériter l'abandon dans lequel ils ont été laissés.

Pouteau, Faure, nous forçaient presque à oublier et à pardonner les ravages du feu par les avantages qu'ils en obtenaient : et ce moyen, dont le nom est un cri d'alarme et de terreur, que chacun a célébré suivant ses vues, dont la religion a fait un vengeur, l'inquisition un bourreau, devenait entre leurs mains savantes un remède bienfaisant. Ce n'est, en effet, qu'entre nos mains que le fer et le feu peuvent en quelque sorte indemniser des crimes que l'on commet par leur usage, disons mieux par leur abus.

Demours faisait connaître la structure de la sclérotique, de l'humeur vitrée, enrichissait la Chirurgie oculaire de préceptes utiles, de procédés ingénieux. David se rendait célèbre par l'extraction du cristallin, et acquérait des droits à la reconnaissance de sa patrie en refusant les offres avantageuses qui lui étaient faites par le Roi d'Espagne qui désirait se l'attacher. Méjan proposait une nouvelle manière d'opérer les fistules lacrymales. Enfin Méry, Pallucci, Bordenave, Cabanis, Hoin, La Forest, La Faye, Louis, Petit, Le Cat imaginaient des instrumens, des procédés nouveaux, approfondissaient la doctrine des maladies des yeux, commençaient à faire rentrer cette branche importante de la Chirurgie dans le domaine général de l'Art, et sapaient les préjugés des gens du monde en faveur des charlatans ambulans, qui, sous le nom d'oculistes, parcouraient l'Europe, comme quelques-uns le font encore aujourd'hui, aveuglant et rançonnant les malheureux qui croyaient avoir besoin de leurs secours.

En même temps qu'il imaginait des instrumens, et des procédés nouveaux pour faire la ligature des polypes, Levret posait sur les Accouchemens des préceptes que ses élèves répandaient et popularisaient en Europe. Il faisait connaître les causes des Accouchemens laborieux, les moyens d'en prévenir et d'en diminuer les dangers. Il s'élevait contre le préjugé qui s'opposait au perfectionnement de l'Art des Accouchemens; imaginait et portait à sa perfection le forceps, cet instrument le mieux calculé, le plus utile de tous, qu'aucun autre ne peut suppléer, qui seul vaut mieux que tout ce qui a été imaginé avant lui et depuis. Puzos établissait la doctrine des pertes, indiquait les moyens de les modérer, de les arrêter sans en venir à l'Accouchement. On lui doit, la connaissance des maladies auxquelles s'exposent les femmes qui bravent les lois et le vœu de la Nature qui leur disent d'alaiter; un tableau capable d'effrayer celles qui sont susceptibles de se laisser guider par d'autres considérations que celle de la conservation de quelques attraits passagers. Camper faisait des accouchemens laborieux, le sujet de ses graves et savantes méditations, indiquait ceux auxquels on peut remédier au moyen du levier qu'il introduisit en France. Simon, Cabanis, La Roche, etc., recueillaient des observations, faisaient des recherches sur l'opération césarienne. Cherchant à ouvrir un nouveau passage à la vie, Sigault proposait de substituer la section de la symphyse du pubis dans certaines occasions où l'on croyait devoir recourir à l'opération césarienne, et l'on vit, dit Louis, des femmes sensibles, dont l'âme était douloureusement affectée au récit d'une simple opération, se passionner en faveur de la nouvelle opération dont elles n'avaient pas idée. Elles paraissaient avoir conçu l'espérance d'accoucher désormais par ce moyen avec autant de facilité qu'on les soulage, lorsque mal à l'aise dans leurs corsets, on en relâche ou l'on en coupe les cordons (1).

(1) Peu de temps auparavant, on avait vu les mêmes femmes déserter l'opéra pour aller entendre Antoine Petit disserter sur le cerveau, le cœur ou le pancréas, et discuter avec le même intérêt sur la structure du corps humain, ou sur une tragédie de Racine, ou un roman de Voltaire; comme aujourd'hui on en voit

En faisant connaître par de savans ouvrages l'origine, la marche, les vicissitudes, les progrès de la Chirurgie, Garengeot, Quesnay, Dujardin, Peyrilhe montraient ce qui lui restait à faire. La famille des Suë ne se distinguait pas moins comme anatomistes profonds, que comme chirurgiens laborieux et classiques. Enfin La Peyronie, Quesnay, Morand, Louis, Le Cat, employaient dans tous leurs travaux, dans leurs discussions polémiques, dans leurs relations avec le public, avec les tribunaux, avec la cour, un style noble, facile, séduisant, un tact exercé et sûr, un mélange de talens, de connaissances, une application d'une science à une autre, qui assurent toujours le triomphe des productions empreintes de ces caractères.

Dans le même temps où tous ces grands hommes travaillaient de concert aux progrès de la chirurgie, l'Europe présentait avec une sorte d'orgueil Haller, génie extraordinaire, fameux par ses travaux et l'universalité de ses connaissances, qui cultivait avec un égal succès l'Anatomie, la Physiologie, la Botanique, toutes les branches de la Médecine; remplissait avec honneur des fonctions importantes de magistrature, était un des plus célèbres poëtes de l'Allemagne, et l'un des plus savans médecins de l'Europe. W. Hunter, qui étalait dans l'étude des sciences le

un assez bon nombre appliquées à la recherche des Bosses, dans le cabinet du D. Gall., ou discutant, dans un sallon, sur les causes de la révolution française.

luxe d'une brillante fortune noblement acquise; J. Hunter, son frère, qui cumulait tous les honneurs, toutes les dignités, auxquels on peut aspirer dans sa profession; Camper qui n'était étranger à aucune Académie, et à qui aucune Académie n'était étrangère; Van-Swieten qui, comblé des faveurs de son Souverain, faisait à Vienne pour la médecine ce que La Peyronie faisait à Paris et à Montpellier pour la chirurgie; Cheselden, digne rival de notre Petit, que Morand était allé voir opérer, faisait à son tour le voyage de Paris pour assister à une séance de l'Académie et s'immortalisait par l'invention de la pupille artificielle (1); Bilguer, si vanté pour avoir cherché à restreindre les cas d'amputation, comme si en cela il n'était pas d'accord avec tout ce qui mérite le nom de chirurgien; Bertrandi, Moscati, si célèbres, l'un par ses travaux et ses ouvrages, l'autre, par ses grands talens, ses dignités et ses infortunes récentes; Heister, Richter, Théden, si connus en Allemagne, et si dignes de l'être partout ailleurs; Percival Pott, dont l'éclatante réputation se répandait dans toute l'Europe : on voyait, dis-je, tous ces hommes, l'honneur de la Chirurgie étrangère, ambitionner le suffrage de l'Académie, chercher à l'obtenir, lui adresser leurs

(1) L'Astronomie, dit Morand, assure une sorte d'immortalité à celui qui, par hasard, découvre une étoile en lui donnant son nom. La Chirurgie ne serait-elle pas en droit de décerner le même honneur à celui dont le génie fait découvrir le ciel et la terre aux aveugles de naissance?

travaux, et mettre au rang de leurs premières dignités le titre d'associés de l'Académie de Chirurgie de Paris.

Quand la Chirurgie a été cultivée par de tels hommes, on ne doit pas être surpris des progrès qu'elle a fait : il serait bien étonnant qu'elle fût restée stationnaire entre leurs mains. L'esprit et la science se réunissaient en eux. Le zèle qui les animait leur inspirait une noble émulation. Leur industrie était secondée par les lumières qui éclairaient leur expérience. Est-il étonnant qu'ils aient donné une autre face à notre Art, qu'ils aient été si féconds en utiles inventions? Ce qui rend encore plus intéressans les travaux de ces grands hommes, c'est que leur mérite s'est répandu sur nous; leur gloire est devenue la gloire de leur patrie. Ce sont eux qui ont approprié notre Art à la France qui, comme l'a dit Addisson, est devenue le pays classique de la Chirurgie, comme Athènes l'a été pour la philosophie et l'éloquence ; comme l'Italie l'était, comme la France allait le devenir pour les Beaux-Arts sans nos funestes revers. Aucune Nation n'a pu nous contester ce genre de supériorité; la Chirurgie est désormais un de nos titres de gloire. Nos Écoles sont les Écoles des Nations étrangères. Si un chirurgien étranger n'y a pas puisé les préceptes de son Art, s'il n'a pas suivi nos grands maîtres, il croit qu'il lui manque quelque chose, et craint de n'inspirer qu'une demi-confiance. Plusieurs même de ceux qui, sans nos leçons, ont acquis de la réputation, viennent rendre hommage à la Chirurgie française : ils veulent voir s'ils nous ressemblent, s'ils font et opèrent comme nous faisons et comme nous opérons, et s'en retournent dans leur pays plus sûrs d'eux-mêmes quand ils emportent notre approbation, et offrant, comme un fondement assuré de leurs talens, l'avantage d'avoir fréquenté nos hôpitaux, d'avoir entendu nos maîtres, d'avoir puisé leur doctrine à la véritable source. Ce témoignage paraît suspect dans notre bouche; mais pourquoi est-il le témoignage de toutes les Nations? Pourquoi les chirurgiens étrangers même nous l'accordent-ils? Ce suffrage est sans doute bien honorable pour nous, puisque, parmi eux, il y en a tant qui sont si dignes de notre admiration, et à qui nous devons tant de découvertes utiles.

Si La Peyronie n'amena pas tout à bien par lui-même, il en fut le promoteur, et c'est à lui que la gloire doit en être rapportée. Il organisa tellement l'Académie, qu'aucun de ses membres ne pouvait rester inutile à sa gloire, et à l'accomplissement de ses destinées; qu'une heureuse solidarité les portait à y concourir tous avec la même ardenr. Les observations de chaque jour donnaient lieu à des discussions qui tournaient toutes au profit de l'Art; et chaque jour voyait naître avec lui de nouvelles découvertes. Les chirurgiens dispersés dans toute l'étendue de la France, les étrangers même s'honoraient de pouvoir concourir avec elle à l'agrandissement des connaissances qui élevaient la Chirurgie. Cette Académie était un foyer de lumières d'où s'irradiaient à chaque instant des rayons brûlans qui portaient le feu de l'émulation partout. Et ce n'est qu'à elle, ou pour mieux dire à son fondateur, qu'on est redevable de la rapidité et de la solidité des progrès qu'a faits la Chirurgie à cette époque, qui sera long-temps regardée comme son âge d'or.

La question importante que l'Académie proposait chaque année, la publicité qu'elle donnait aux mémoires dignes de son suffrage, et auxquels elle décernait d'honorables récompenses, inspiraient généralement le désir d'atteindre à ce degré de talens qu'elle aimait tant à rencontrer et à honorer. Tantôt voulant faire voir que la Chirurgie consiste bien moins dans l'art d'opérer que dans celui *de bien conduire une maladie*, de la diriger, d'administrer parfois quelques remèdes et toujours les conseils nécessaires; rappelant qu'il est peu de maladies qui exigent des opérations, mais que toutes ont besoin d'une médication raisonnée; annonçant la nécessité et le but qu'elle se propose de rapprocher la chirurgie de la médecine, elle offre successivement à l'examen et à la discussion les différens ordres de remèdes usités en chirurgie, leur manière d'agir dans les diverses circonstances, leur indication. Tantôt, voyant que l'on confondait dans une même classe de maladies, les nombreuses et diverses espèces de tumeurs; que des chirurgiens s'obstinaient à résoudre ce qu'il fallait ouvrir, se contentaient d'ouvrir ce qu'il fallait extirper, n'osaient extirper ce qui devait essentiellement l'être, se méprenaient autant sur les moyens d'opérer que sur le choix des opérations mêmes, se conduisaient, en un mot, non par des principes raisonnés, mais par une routine aveugle qui ajoutait de nouveaux périls aux maux auxquels elle croyait remédier; elle appelle l'attention de ses concurrens sur les tumeurs, et leur fournit en même-temps l'occasion de faire distinguer à l'avenir des affections très-différentes qui n'avaient de commun qu'un seul caractère le moins essentiel de tous, et de poser les principes immuables de l'Art. Enfin, toujours l'Académie se fit un devoir de choisir, non de ces questions plus curieuses qu'utiles, de ces questions extraordinaires et à prétention, dont la vanité cherche à se faire honneur, mais des questions de principes, des questions fondamentales, dont la solution a une grande influence sur toute la pratique, et intéresse également les individus de tout âge, de tout sexe, de tous pays. Les jeunes gens qu'une noble émulation excitait, les hommes dont la réputation était faite, les gens du premier mérite, tant nationaux qu'étrangers, ne dédaignaient pas de descendre dans l'arène, de disputer les palmes dont l'Académie était sagement avare pour leur donner plus de prix, mais qu'elle aimait tant à décerner. C'était Louis, c'était David, Bordeu,

Le Cat, Choppart, Camper, Saucerotte, etc. etc., qui, par d'excellens ouvrages, se chargeaient de montrer à l'Europe les rapides progrès que faisait la Chirurgie française. Le Cat seul remporte successivement quatre fois le prix; et l'Académie, en quelque sorte vaincue par ce redoutable Athlète, craignant de décourager ses rivaux, lui rétorque sa devise *usque quo*, en lui demandant jusques à quand M. Le Cat s'obstinera-t-il à remporter les prix qu'elle propose.

L'exemple de la Capitale paraît devoir être long-temps contagieux en France, et probablement en Europe. Bientôt on vit dans nos provinces, dans nos villes principales, se former, se développer des chirurgiens d'un grand mérite qui ouvrirent des Écoles, et prirent plaisir à communiquer à de dignes élèves les connaissances qu'ils avaient acquises. Montpellier, Toulouse, Bordeaux, Lyon, Besançon, Orléans, Rouen, Strasbourg, Metz, Nancy, eurent leur Amphithéâtre, leur Collége de Chirurgie, des Professeurs qui, à de solides connaissances, joignaient l'enthousiasme pour leur état, et quelquefois l'heureux talent de le communiquer; et c'est ainsi que se sont formés, que se sont multipliés et répandus dans notre heureuse patrie des hommes qui y ont porté les bienfaits d'une des Sciences les plus utiles au genre humain, voisine de la perfection.

A l'époque dont nous parlons, comme antérieurement, et comme cela a eu lieu constamment dans nos dernières guerres, les chirurgiens militaires ont été vexés, outragés, traités despotiquement par les employés d'Administration, par les Commissaires, les Directeurs, les Inspecteurs, et par tout ce qui tenait à la bureaucratie de l'armée. Possédant l'estime et l'affection du Ministre de la guerre, d'Argenson, qui l'avait vu à Fontenoy et à Laufeldt, La Peyronie fut chargé de travailler à une nouvelle organisation du service de santé des armées et des hôpitaux. On le vit alors apporter le même zèle à défendre l'honneur et l'indépendance des chirurgiens militaires, à faire rayer de l'ordonnance et des règlemens les articles avilissans pour eux, à les entourer d'une considération qu'ils n'avaient point encore eue, qu'à soutenir et défendre contre d'ambitieux et nombreux adversaires le système économique et conservateur des infirmeries régimentaires (1). Mais, tel était l'esprit du temps, telle était déjà l'influence des *gens à affaires* qu'ils subjuguèrent et entraînèrent, comme malgré lui, le Ministre équitable et bienveillant, et à paralyser ses dispositions en faveur des chirurgiens militaires et des établissemens qui, réunissant ce qui était

(1) On a beau, dit M. Percy, entasser les argumens, reproduire les reproches, multiplier les rapports contre les infirmeries militaires ; elles ont bravé les efforts de la vie, de la cupidité, de l'obstination et au milieu des attaques, des vicissitudes auxquelles elles ont été en butte, tantôt suspendues, tantôt rétablies, modifiées d'une façon, réglées ou déréglés de l'autre, elles se sont soutenues en dépit de l'autorité même ; parce que tout ce qui est évidemment bon et utile résiste à la loi, au temps et aux hommes (*Dict. des Scien. méd., art. infirmerie*).

sanitaire et économique, ne pouvaient convenir aux gens à qui il fallait des malades et des journées d'hôpital pour assouvir leur dévorante cupidité.

Nous avons déjà fait voir comment des représentations, tirées de l'État de la Chirurgie, des moyens d'en hâter les progrès, faites au Roi; par Mareschal et La Peyronie; il avait été fondé cinq places de démonstrateurs avec des appointemens de cinq cent livres par an. A ces cinq démonstrateurs, La Peyronie en ajouta un sixième, à qui il assura cinq cents livres de pension sur ses biens et qu'il chargea de faire chaque année deux cours publics d'accouchemens, l'un en faveur des élèves en chirurgie, l'autre en faveur des sages-femmes. Par la suite le Roi en nomma un septième qui eût pour fonctions de faire un cours de maladies des yeux. Pour que tous ces cours fussent faits avec exactitude, La Peyronie fit nommer à ces démonstrateurs autant d'adjoints chargés de les remplacer en cas d'absences ou de maladies. Ces Professeurs ajoutèrent bientôt à l'enseignement qu'ils étaient chargés de donner, des cours de Physiologie, d'Hygiène, de Thérapeutique, de Bandages, etc. Nous dirons comment, en imposant à ces adjoints l'obligation de faire également des leçons publiques, La Peyronie trouva le moyen d'avoir quatorze Professeurs au lieu de sept; comment il sut attacher à d'aussi honorables et importantes fonctions des honoraires égaux à ceux dont jouissaient les professeurs titulaires; comment enfin, il s'y prit pour s'assurer que ces cours seraient toujours faits avec régularité et exactitude.

La Peyronie ne se borna pas à faire fleurir la Chirurgie dans la capitale; il aimait trop sa patrie pour oublier que son père et lui l'avaient exercée honorablement à Montpellier, que lui-même l'y avait enseignée avec un applaudissement universel: il voulut compléter l'enseignement médical dans la ville déjà la plus médicale, et y faire ce qu'il venait d'opérer avec tant de succès à Paris. Il demanda et obtint encore la nomination de quatre démonstrateurs et de quatre adjoints *chargés de faire les explications et démonstrations de toutes les parties d'un art si utile au genre humain.* Mais Montpellier n'avait point encore d'amphithéâtre; on négligea d'attacher des honoraires aux fonctions de démonstrateurs, et ce fut encore La Peyronie qui leva cette double difficulté.

Si La Peyronie a conçu et exécuté le plus beau, le plus vaste plan d'amélioration et de perfectionnement de la Chirurgie; s'il sut utiliser les temps, les circonstances, les hommes, le Souverain lui-même, pour arriver plus sûrement à son but; s'il ajouta la douce satisfaction de voir ses confrères considérés, honorés, devenus les dignes émules de ceux qui naguère prétendaient à une injurieuse supériorité; la Parque inhumaine ne le laissa pas jouir long-temps du haut degré de perfection et de la célébrité que devaient acquérir les établissemens qu'il venait de former. Mais avant de descendre dans la tombe, il voulut mettre pour toujours son ouvrage à l'abri des événemens, et il signala la terminaison d'une vie si glorieuse par un monument pour lequel il n'a point eu de modèle, et n'a pas encore eu d'émule. Je veux dire son testament, que je ne puis me dispenser de rapporter ici, tant il m'a paru sublime, trop peu connu; et digne d'être offert à l'éternelle reconnaissance des chirurgiens, à l'imitation des successeurs de La Peyronie.

Après avoir donné à un grand nombre de ses parens et de ses amis, des preuves de son affection et de sa générosité, La Peyronie parle ainsi : « Je donne et lègue à la Communauté des Maîtres en Chirurgie de Paris, ma terre de Marigni, ses circonstances et dépendances, située dans l'élection de Château-Thierry (1). Et je charge ma légataire universelle d'en payer les droits d'amortissement, d'indemnité au Seigneur, de centième denier, etc., s'il en est dû, et à quelque somme que ces différens droits puissent monter. Je veux et entends que les revenus de cette terre, les entretiens et réparations préalablement faits, soient employés, 1.º à un prix qui sera distribué chaque année et qui sera d'une médaille d'or du prix de 500 fr., sur la face de laquelle le buste de Louis XV sera toujours représenté, en quelque temps que la distribution s'en fasse; laquelle médaille sera délivrée à l'Auteur du mémoire qui aura été jugé

(1) On sait que Louis XV en fit l'acquisition pour deux cent mille livres qui furent placées selon les intentions du Donataire.

le meilleur, et cela, suivant l'usage déjà pratiqué dans les distributions du prix que je donne depuis l'établissement de l'Académie de chirurgie; 2.° en jettons d'argent de quatre marcs au cent, et dont je laisse le choix de l'empreinte à la disposition de l'Académie; lesquels jettons seront distribués chaque jour d'assemblée à quarante académiciens du comité, le secrétaire compris dans le nombre des quarante, à raison d'un jetton par académicien. Et dans le cas où quelques-uns desdits académiciens ne se seraient pas trouvés à l'heure fixée par le règlement, j'entends qu'ils n'auront point de part à la distribution des jettons et que ces jettons non distribués seront partagés, savoir : moitié au secrétaire de l'Académie, et l'autre moitié aux adjoints, en commençant par le plus ancien, à raison d'un jetton par chacun; 3.° en cinq cents livres pour un cours d'accouchemens comme il sera dit plus bas; 4.° enfin, en dépenses pour l'utilité et les progrès de la Chirurgie et de l'Académie royale de chirurgie ».

« Je donne et lègue en outre à ladite communauté des maîtres en chirurgie, de la ville de Paris, ma bibliothèque qui pourra servir à perfectionner celle que la communauté a déjà ».

« Je donne et lègue à ladite communauté des maîtres en chirurgie de Paris, deux cents livres par chaque année pour être employées en nouveaux achats de livres; et trois cents livres aussi par chaque année au bibliothécaire qui sera nommé par mes successeurs, lequel sera toujours choisi dans le nombre des académiciens du comité; j'entends néanmoins que ces deux sommes ne commenceront à être payées que lorsque la jouissance des autres fonds que je lègue ci-après, à ladite communauté des chirurgiens de Paris, aura lieu à leur profit ».

« Je donne et lègue à M.me Issert ma sœur, deux cents marcs de vaisselle d'argent à choisir dans ma vaisselle; et je la prie de la transmettre après elle à M.me Saulnier sa fille, à laquelle je les substitue en cas de besoin pour en jouir, par elles deux en usufruit seulement; et, après leur décès, être vendus et le prix qui en proviendra employé en acquisition d'héritages ou de rentes, et appartenir à la communauté des maîtres en chirurgie de Paris et de Montpellier, de la manière que je vais prescrire ».

« Je nomme, en outre, M.me Issert, ma sœur, ma légataire universelle, par usufruit seulement, des biens meubles et immeubles dont je n'ai point disposé par mon présent testament; et j'ordonne qu'après mon décès, tous les effets mobiliers que je laisserai, à l'exception des actions que j'ai sur la compagnie des Indes, et les billets portant intérêt que j'ai sur la même compagnie, soient vendus, et que le produit, (les frais du présent testament, ceux d'inventaire, et autres frais de justice préalablement pris), en soit constitué en rentes sur la province du Languedoc, ou en fonds d'héritages, suivant que ma légataire universelle et mon exécuteur testamentaire le jugeront à propos. Et je veux et entends que si ma légataire universelle prédécède M.me Saulnier, ma nièce et sa fille, la Dame Saulnier lui succède dans la pareille jouissance par usufruit de tous lesdits biens... Mais le décès de l'une ou de l'autre étant arrivé, je donne et lègue les deux-tiers desdits fonds de biens à la communauté des Maîtres en chirurgie de Paris; et l'autre tiers à la communauté des Maîtres en chirurgie de Montpellier ».

« Je veux et entends que les revenus des deux-tiers que je lègue à la communauté des Maîtres en chirurgie de Paris, soient employés: 1.º à payer trois mille livres, par chaque année, au secrétaire de l'Académie de Chirurgie tant qu'il remplira cette fonction; 2.º en deux mille cinq cents livres pour cinq adjoints aux professeurs, fondés par le Roi; 3.º en cinq cents livres pour l'adjoint du démonstrateur des accouchemens, comme il sera exposé plus bas; 4.º enfin, en dépenses qui seront jugées nécessaires pour les progrès et les avantages de la Chirurgie et principalement de l'Académie royale de Chirurgie ».

« Je donne et lègue à la communauté des Matîres en chirurgie de Montpellier, les deux maisons qui m'appartiennent dans la Grand-Rue de cette ville, avec cent mille livres pour y faire construire un amphithéâtre sur le modèle de celui de Paris. J'institue en outre la communauté légataire pour le tiers des biens que je laisserai à mon décès. Je veux et entends que les revenus soient employés: 1.º au payement de quatre mille livres, par chaque année, aux quatre démonstrateurs et à leurs quatre adjoints, à raison de cinq cents livres pour chacun d'eux, sous la condition que ces démonstrateurs seront tenus de faire un cours tel qu'ils l'ont fait jusqu'à présent, et que les adjoints feront un cours pareil à celui des démonstrateurs dont ils sont les adjoints; 2.° en mille livres qui seront payées, chaque année, à un démonstrateur des accouchemens et cinq cents livres à son adjoint, à condition qu'ils seront tenus de faire chacun un cours aux élèves en chirurgie, et aux élèves Sages-femmes ».

« Pour assurer l'exécution de cet établissement, je donne et lègue deux mille livres, une fois payées, à chacun des deux hôpitaux Saint-Eloi et Général de Montpellier, sous la condition qu'ils s'engageront à fournir gratuitement les cadavres nécessaires aux démonstrations d'anatomie et de chirurgie dans l'amphithéâtre de cette ville ».

« Je prie Monseigneur le Chancelier, MM. les Secrétaires d'état du Département de Paris et de la Province du Languedoc, et mes successeurs, premiers Chirurgiens du Roi, de ne jamais permettre qu'aucun des revenus des fonds, que je laisse par mon présent testament, soient employés aux besoins, soit généraux, soit particuliers des communautés des Maîtres en chirurgie de Paris et de Montpellier. Mais je les supplie de vouloir bien agir de concert pour que les revenus soient uniquement employés à ce qui pourra procurer le progrès de la Chirurgie, et l'avantage de l'Académie royale de Chirurgie. Mon intention étant telle ».

Dans son codicile, fait deux jours après son testament, La Peyronie dit : « Je veux et entends que du jour de mon décès, le secrétaire de l'Académie royale de Chirurgie commence à jouir de trois mille livres d'appointemens que j'ai ordonné, par mon testament, lui être payées après le décès de M.me Issert et de M.me Saulnier, sur les deux-tiers des fonds que j'ai légués à la communauté des Maîtres en chirurgie de Paris. Mais, pour ne rien changer à la jouissance par usufruit des deux-tiers des fonds légués à ma sœur, et ne pas la charger desdits trois mille livres : je veux et entends que les arrérages des trois mille livres, qui seront dus au secrétaire depuis mon décès jusqu'à celui de M.me Issert, lui soient payés, avant que M.me Saulnier puisse entrer en jouissance desdits deux-tiers de fonds ; et que ladite Dame Saulnier continue ensuite de payer annuellement audit secrétaire pendant sa vie lesdites trois mille livres. Et dans le cas où M.me Saulnier prédécéderait M.me Issert sa mère, je veux et entends que le secrétaire soit payé des arrérages des trois mille livres qui lui sont dus, avant que ladite communauté puisse entrer en jouissance des deux-tiers des fonds ».

» Je veux et ordonne que les deux maisons qui m'appartiennent, dans la Grand-Rue de la ville de Montpellier, soient détruites, et que sur leur terrein, il soit construit un amphithéâtre pour les démonstrations anatomiques, et les logemens nécessaires pour les assemblées des Maîtres en chirurgie de cette ville ».

« Et pour la construction de cet amphithéâtre et de ces logemens, je donne et lègue à la communauté des Maîtres en chirurgie de Montpellier la somme de cent mille livres une fois payée ».

« Comme cet édifice public ne saurait être trop solidement construit, je désire qu'on y apporte tous les soins possibles, qu'on en prenne le modèle sur l'amphithéâtre de Saint-Côme de Paris, et qu'on le rende encore plus parfait s'il est possible ».

« Je prie M. Lenain, Intendant de la Province du Languedoc, de vouloir bien y donner la même attention qu'il donne à tout ce qui regarde le bien et l'avantage de cette Province. Et je demande qu'il ne soit rien fait pour la construction de cet édifice sans son avis ou celui de son successeur, si cette province avait le malheur d'en être privée. Mais, si cette somme ne suffisait pas pour la construction de cet édifice, je charge ma légataire universelle d'y suppléer; et, si au contraire, elle était plus que suffisante, je veux et entends que l'excédant soit employé en fonds sur la ville de Montpellier, ou sur la Province du Languedoc, et que les revenus servent au payement des démonstrateurs et de leurs adjoints. Je confirme au surplus mon testament dans tout ce qu'il contient ».

Persuadé que par des actes aussi solennels,

il vient de consolider et d'assurer à perpétuité les établissemens qu'il avait formés, La Peyronie parait tranquille sur l'avenir; mais sentant approcher ses derniers instans, et voulant que ses dernières paroles fussent encore un bienfait en faveur de la Chirurgie, il appelle son compatriote et son collègue Houstet, qui ne l'avait pas quitté pendant sa longue et douloureuse maladie, et lui dit d'une voix mourante « Houstet, mon ami, cherche dans mon secrétaire, prends-y trente mille francs; tu les donneras au jeune Louis qui n'est pas riche, mais qui le deviendra un jour, car il est le chirurgien qui doit faire le plus d'honneur à notre profession. Dis-lui que je lui donne cette somme à condition qu'il l'emploîra aux progrès et à l'illustration de la Chirurgie; qu'à sa mort, il la remettra, à la même condition, au jeune chirurgien le moins fortuné, mais qui donnera les plus belles espérances; et qu'ainsi, j'entends qu'elle passe à perpétuité au chirurgien qui réunira le mieux cette double condition ». Il dit, et, ne voyant plus rien à faire pour la Chirurgie, il cessa de vivre.......

Je sens que je devrais terminer ici mon travail, et que tout ce que j'y ajouterai ne pourra qu'affaiblir l'impression que laissent nécessairement et le chef-d'œuvre que je viens de faire connaître, et les paroles mémorables que je viens de rapporter, Telle est du moins celle qu'ils produisent en moi chaque fois que ma mémoire me les retrace, puisque je ne sais ce que je dois le plus admirer de la noble générosité du donataire, des soins qu'il apporte, de l'attention qu'il met à ce que tout ce qui concerne la Chirurgie soit fait avec exactitude, grandeur et magnificence ; ou des détails dans lesquels il entre, détails qui prouvent combien il avait médité son sujet, combien il prenait intérêt à tout ce qui pouvait ajouter du lustre à son art, et qui ne pourront paraître minucieux qu'à ceux qui ignorent que les succès des plus beaux projets, des établissemens les mieux conçus, en dépendent le plus souvent. Avant La Peyronie, des traits semblables de générosité étaient réservés pour honorer l'histoire d'un petit nombre de Souverains.

Quand des établissemens reposent sur des fondemens solides, il est facile de les porter à une grande élévation ; telle devait être après la mort de La Peyronie, la destinée du Collége et de l'Académie de Chirurgie. D'excellens Professeurs continuaient à attirer à leurs savantes leçons un nombreux concours d'auditeurs tant nationaux qu'étrangers. Ces grands Maîtres formaient des élèves qui devaient devenir des maîtres à leur tour. Pleins du zèle et de l'ardeur qui avaient animé leur fondateur, ils ne s'occupaient que du service public, des progrès et de l'illustration de leur Art. L'Académie, qui prenait chaque jour de la consistance, eut bientôt, par les soins de La Martinière, un règlement approuvé par Louis XV, qui, en excitant et entretenant l'émulation parmi ses membres, devait d'autant plus facilement porter leurs travaux à un haut degré de perfection, que les progrès et le lustre de la Chirurgie étaient leurs seuls objets. Son illustre fondateur s'était occupé de tout, avait songé à tout, avait tout prévu et tout préparé. Les hommes étaient là : c'étaient les deux Petit, Morand, Quesnay, Louis, Hévin, Bordenave, Levret, La Faye, Le Dran, Lassus, Sabatier. Les établissemens étaient ou allaient être faits. Les plus habiles Architectes, les Statuaires les plus célèbres devaient y épuiser leur art. L'impulsion était donnée par la main de La Peyronie. Ce ne fut plus un seul prix que l'Académie offrit annuellement à l'émulation des nombreux candidats qui se disputaient les palmes dont elle couronnait leurs travaux. Une partie des fonds que lui avait légués La Peyronie, fut consacrée à une médaille de la valeur de cinq cents francs. Un prix d'émulation de la valeur de deux cents francs, fut accordé, chaque année à l'auteur régnicole ou étranger du meilleur ouvrage sur une partie de la Chirurgie. Cinq médailles de la valeur de cent francs chaque, étaient encore offertes et données à cinq chirurgiens, académiciens libres ou régnicoles, auteurs de bons mémoires ou d'observations intéressantes. Enfin, tout concourait, tout contribuait à exciter de toute part le zèle, l'émulation, l'enthousiasme des chirurgiens, les progrès de la Chirurgie, et à faire, du règne de LOUIS LE BIEN AIMÉ, la plus belle époque de la Chirurgie française. Tant il est vrai que la destinée des grands hommes est d'illustrer le règne du Souverain, en leur suggérant des projets utiles à l'humanité et à leur gloire.

Les travaux de l'Académie, devinrent de jour en jour plus imposans. Se rapprochant davantage de ceux de l'Académie des Sciences, ils présentèrent l'histoire de tous les faits, de toutes les observations recueillies, des instrumens, des procédés opératoires, imaginés dans l'intention d'avancer les progrès de l'Art. L'Académie sentit de plus en plus la nécessité de ne point se borner à un simple recueil d'observations ou au récit d'événemens plus ou moins extraordinaires. Les observations ne sont point ce qui manque à la médecine, mais ce qu'elle réclame surtout, c'est de savoir utiliser celles qui existent, en tirer des conséquences pratiques, en former la Science, la philosophie de l'Art. Quelqu'exact et bien fait que soit le tableau d'une infirmité, de la cause qui y a donné lieu, de la marche qu'elle a suivie, du résultat qu'elle a eu, des effets des moyens qu'on lui a opposés; ce tableau ne me présentera un véritable intérêt, qu'autant qu'il servira à étendre ou à réformer les préceptes de l'Art, à confirmer ou à développer quelques vérités. L'Académie ne regarda les observations qui lui étaient communiquées, celles plus anciennes faites en différens temps et en différens pays, que comme des moyens de pénétrer les causes des phénomènes morbifiques, de rendre raison de leurs effets; comme une matière brute dont le génie devait faire sortir la Science à laquelle ces faits appartenaient, en tirant de leur rapprochement, de leur comparaison, des conséquences positives, en déterminant les poins de pratique douteux ou indécis, en découvrant les méthodes vicieuses, en saisissant et fixant les indications à remplir, même dans les cas équivoques et difficiles. C'est en suivant obstinément cette marche, qu'elle a su découvrir, simplifier, perfectionner une foule de méthodes, de procédés opératoires, de moyens curatifs; qu'elle a créé de nouveaux points de doctrine, établi ceux qui étaient obscurs, contestés, incertains, sur les bases de l'expérience et de l'observation; qu'elle a précisé la nature et le siége de plusieurs affections encore peu connues, et fait voir combien un heureux emploi des ressources qu'offre la Médecine pouvait contribuer à assurer nos succès. Et voilà ce qui a fait des mémoires de l'Académie, le meilleur répertoire, le recueil le plus complet des principes fondamentaux de l'art, basés sur des observations rapprochées, méditées, comparées, constituées en un corps de doctrine qui a subi l'épreuve d'un demi-siècle d'examen, à une époque féconde en grands chirurgiens. Il semble que, pour les parties traitées dans ces immortelles archives, l'Académie n'ait voulu laisser à ceux qui devaient venir après elle, qu'à confirmer sa doctrine, profiter de ses travaux, ou en être les historiens.

Si nous voulons connaître plus particulièrement

la part qu'a eu La Peyronie à ces travaux, nous trouvons tout en les ouvrant, cette belle et noble épître à Louis XV, dans laquelle rappelant à sa Majesté cette éternelle vérité : *que les Sciences et les Arts ont toujours donné ou ajouté un nouveau lustre aux règnes même les plus glorieux ; qu'ils ont élevé les monumens les plus durables de la grandeur des princes qui les ont favorisés ;* il trouve l'art d'intéresser la gloire du Souverain au succès de ses établissemens. Quelle adresse ne mit-il pas en lui disant que *les progrès que fera sous son règne une Science qui a pour objet la conservation des hommes, deviendront un nouveau témoignage de son amour pour ses peuples, et l'annonceront à la postérité comme le bienfaiteur du genre humain.* Et en lui présentant les *mémoires* comme le fruit de ses bienfaits, est-il possible de montrer un goût plus exquis, un tact plus exercé dans la connaissance des hommes? L'origine de la protection spéciale et des faveurs que Louis XV a accordées à la Chirurgie, ne se trouverait-elle pas dans ce peu de lignes?

Du côté des travaux scientifiques, La Peyronie ne le cède à aucun autre, et pour le prouver, il suffit de rappeler 1.° ses belles expériences sur la nature des tumeurs cancéreuses et des humeurs qu'elles fournissent; 2.° celles qu'il a faites sur les remèdes qu'on a coutume d'employer dans le traitement des plaies du cerveau; 3.° ses nombreuses et importantes observations sur les plaies de tête; entr'autres celle dans laquelle appelé plus d'un mois après l'accident, il soupçonne un épanchement, découvre une fracture jusqu'alors ignorée, applique deux couronnes de trépan, ouvre la dure-mère, donne issue à beaucoup de pus et à quelques portions du cerveau, remarque une vaste poche qui s'étend jusqu'au corps calleux, la vide, la déterge et parvint à guérir son malade; 4.° d'intéressantes observations sur quelques-unes des causes qui s'opposent à l'érection et à l'éjaculation de la semence, dans lesquelles il fait connaître ces causes, leur manière d'agir, et, après plusieurs essais, il trouve leur remède dans l'usage des eaux de Balaruc; 5.° une observation sur un étranglement d'intestin après la réduction complète de la hernie, étranglement occasioné intérieurement par l'adhérence de l'épiploon au-dessus de l'anneau. Il donne, pour les cas semblables, le conseil hardi d'aller débrider l'intestin dans la cavité abdominale, comme le seul moyen de prévenir une mort cruelle et certaine; 6.° un très-grand nombre d'observations sur les pierres enkistées dans la vessie, sur les becs-de-lièvre compliqués, sur les bons effets des injections dans les plaies du cerveau, de la poitrine, etc.

Petit n'avait point achevé le chapitre des hernies : il en était resté à celles qui se terminent par gangrène. La Peyronie s'empresse de remplir cette lacune, et publie, 7.° des observations avec des réflexions sur le traitement convenable, et le seul à employer dans ces cas. Je ne sache pas qu'on ait conseillé avant lui de passer une anse de fil dans le mésentère pour retenir hors de l'abdomen l'intestin ouvert et grangrené jusqu'à la séparation des parties mortes, et la réunion des parties divisées et plus ou moins éloignées. 8.° Il est encore le premier, suivant la remarque de Quesnay, qui ait fourni des observations exactes sur la dissolution putride des humeurs; et c'est d'après ces observations que Quesnay établit les signes et les caractères de ces gangrènes funestes, contre lesquelles toutes les ressources de l'art sont inutiles (*Mém. de l'Acad. de Chir., tom. III, pag.* 81). Une chose qui devra paraître étonnante, c'est que ce n'est pas dans le petit nombre d'ouvrages et de mémoires de La Peyronie qu'il faut chercher ses idées, ses observations, mais bien dans ceux de ses collègues. Quand nos chirurgiens, quand un si grand nombre d'auteurs s'empressent de publier les idées des autres dans la crainte d'être prévenus, La Peyronie fait répandre les siennes par ses confrères, leur donne ses observations à condition de n'être pas nommé (*Voyez son éloge dans le* 2.e *vol. des Mém. de l'Acad. des Sciences*). Quelle grandeur d'âme ne faut-il pas avoir pour mettre sa gloire à augmenter ainsi celle des autres, celle de ses émules, de ses rivaux? C'est à ceux qui connaissent l'amour-propre des auteurs, et qui savent qu'il n'y a point d'aliénation qui coûte autant que celle des productions de l'esprit à apprécier cette conduite.

On a faussement dit et imprimé que La Peyronie n'avait rien publié. Pour tenir un semblable langage, il faut ne pas connaître tout ce qu'il a fait, souvent il est vrai, au nom des autres, dans la querelle des Médecins et des Chirurgiens, et n'avoir pas même ouvert les mémoires de l'Académie des Sciences dont il était membre (1), ceux de l'Académie de Chirurgie dont il fut le fondateur et l'âme. Si, comme Desault, il écrivit peu; comme lui, il sut inspirer des écrivains, proposer des travaux, montrer un but. On recueillait ses pensées, on retenait ses paroles; de toutes parts il faisait jaillir les étincelles de l'émulation, il fécondait, il multipliait le germe des talens. S'il laissa moins de productions que quelques autres, c'est que ses fonctions près du Souverain, l'obligation qu'il s'était imposée de

(1) Les mémoires de l'Académie des Sciences contiennent de lui une description anatomique de l'animal qui porte le musc. L'organe destiné à filtrer ce parfum est décrit avec la plus grande exactitude. Un sac particulier à cet animal reçoit la pommade odorante par les canaux excrétoires de deux glandes placées des deux côtés de ce sac et soutenues chacune par un muscle destiné à les comprimer. Ces glandes sont composées d'une quantité considérable de petits sacs qui sont eux-mêmes remplis d'autres organes plus déliés. Le mémoire qu'il donna sur le siége de l'Ame n'est pas moins curieux. Il fait voir que toutes les parties du cerveau où l'on place ce siége, ont pu être et ont été réellement détruites sans que les fonctions de l'Ame aient été altérées; mais que le corps calleux n'est jamais affecté, même légèrement sans qu'elles soient suspendues. Ce qu'il y a de certain, c'est qu'il détruit par des faits incontestables toutes les opinions qu'il combat: et c'est beaucoup en nature de physique, que d'être averti qu'une route dans laquelle on pourrait s'engager, ne conduit à rien.

répondre à la confiance qu'il inspirait lui en laissaient le moins le temps; et c'est surtout parce qu'il était très-difficile, et qu'il regardait comme inutiles toute obsérvation, tout exposé, tout ouvrage qui ne détruit aucun préjugé, aucune erreur, ou ne fournit aucune instruction nouvelle. Leçon utile, et qu'on ne peut trop répéter à ceux qui croient tout ce qu'ils ont vu digne d'être inscrit dans les fastes de la médecine. Heureux encore s'ils n'y inscrivaient que ce qu'ils ont vu!

Si nous portons nos regards du côté de la pratique, nous voyons que jamais médecin n'en réunit une aussi belle, n'obtint la confiance d'autant de grands, d'autant de têtes couronnées. L'histoire nous le montre appelé, par sa haute réputation, à donner des soins à un Seigneur Italien, parent et ami du Pape Clément IX (1), et lui rendant la santé, après lui avoir fait subir des opérations délicates que nul autre que lui n'eût osé entreprendre. Elle nous le montre signalant ses grands talens sous les yeux même de Louis XIV, et guérissant le Duc de Chaulnes affecté d'une fistule qui avait résisté aux soins des chirurgiens les plus renommés. Appelé peu de temps après par le Duc de Lorraine, père de l'Empereur, il l'opère et le guérit. La ville de Nancy, pour célébrer le rétablissement de la santé de

(1) Le Pape voulant donner à La Peyronie des preuves de son estime et de sa reconnaissance, lui envoya l'ordre de l'Éperon et une médaille d'or.

son Souverain, fait presque ce que jadis Rome avait fait pour le Médecin qui avait guéri Auguste (1); ce que, plus récemment, Mons, Malines, Anvers, Bruxelles avaient fait ou voulu faire pour notre Paré (2). Elle nous le montre encore consulté par le Roi de Pologne qui suit ses conseils et guérit; par l'Empereur de Russie qui le félicite pour lui, pour son premier Ministre, pour son Chancelier, de s'être confié à ses talens. L'Empereur Charles VII, le Roi de Prusse, l'Electeur de Cologne, le Duc de Bavière, décorent la liste de ceux qui lui furent redevables de la santé. Enfin, il guérit le Dauphin d'un dépôt considérable à la mâchoire. Il semble qu'il n'était pas moins né pour conserver la vie et la santé des Souverains que pour illustrer la Chirurgie française.

La Peyronie a eu besoin des secours qu'il employait avec tant de succès pour les autres, et s'est trouvé plusieurs fois dans la triste nécessité

---

(1) Les Romains érigèrent à Musa, qui avait guéri Auguste, une statue qu'ils placèrent à côté de celle d'Esculape. Les Lorrains firent frapper deux cents jettons d'or aux armes de Nancy d'un côté, et de l'autre à celles de La Peyronie, qui les refusa constamment. Mais, pour ne pas les désobliger, il accepta une pareille quantité de jettons d'argent.

(2) En reconnaissance de la cure inespérée du Marquis d'Août, jeune Seigneur très-estimé, la ville de Mons donna une fête publique à Ambroise Paré qui l'avait opérée. A Anvers il fut traité splendidement par les principaux habitans, et il refusa, par modestie, la réception qu'on se proposait de lui faire à Bruxelles et à Malines, disant que ce n'était à lui à qui appartenait tant d'honneur.

d'exercer son état sur lui-même (1). Il faut voir comment, dans les différentes maladies qu'il a éprouvées, il savait tirer, de son propre malheur, des préceptes utiles aux progrès de la Science. Il faut le voir opposant un admirable sang-froid aux déchiremens de la douleur, faisant avec calme les préparatifs de l'amputation de la jambe

---

(1) La Peyronie essuya plusieurs maladies graves auxquelles il échappa par son habileté. Il s'était blessé au petit doigt en faisant une opération ; les suites de cette blessure devinrent fâcheuses : on voulut en venir à l'amputation, mais il s'y opposa et guérit. En 1719, il eut un érysipèle au pied qui fut suivi d'accidens tels, qu'à une dernière consultation, les maîtres de l'art les plus célèbres avaient décidé l'amputation de la jambe. Le malade seul n'approuvait pas cette décision, non par la crainte de l'opération, mais parce qu'il était persuadé qu'il y avait d'autres moyens de le guérir. Cependant, il s'était soumis à l'avis de ses confrères avec une telle résignation, que la nuit qui précéda le jour fixé pour l'opération, il disposa, sur le lit, les instrumens et tout l'appareil nécessaire : tristes et terribles préparatifs dont on doit toujours épargner la vue au malade et que le philosophe même ne peut souvent envisager sans frémir. L'intrépidité de La Peyronie ne se démentit pas un instant : il attendit le moment de l'opération sans en être seulement ému. Les consultans arrivés examinent de nouveau la jambe, concluent qu'il n'y a pas de temps à perdre, qu'il faut opérer sur le champ. La Peyronie examine à son tour, il voit que le mal n'a pas fait de progrès ; il propose de nouvelles incisions, prend un bistouri, fait lui-même la première. De ce moment, tous les accidens diminuent sensiblement ; la guérison devint complète en peu de temps, et le malade doit à son habileté, à son courage et à son expérience la conservation de sa jambe.

La Peyronie se crut aussi attaqué de la pierre ; il se sonda et se fit sonder plusieurs fois sans la découvrir ; mais il persista dans son opinion qui fut justifiée après sa mort. On lui trouva une pierre du poids de trois onces.

qu'il est prêt à subir; il faut le voir, dans la délibération, opposant son opinion à celle de ses confrères, comptant plus sur sa main que sur celle de ses collègues dont il redoute l'amitié, l'armant du fer de la Chirurgie, et ouvrant une ample issue aux humeurs prêtes à en opérer la mortification. En rapprochant ce trait de la vie de La Peyronie, de l'événement malheureux arrivé à Paré, et en comparant la conduite de ces deux grands hommes, à qui la Chirurgie a de si grandes obligations, on ne sait ce qu'on doit admirer davantage, du calme qu'ils opposent à la douleur, de la prudence qui dirige leur conduite, de la résignation avec laquelle ils supportent les accidens les plus graves, en entrevoyant les plus funestes résultats, enfin de tous les préceptes utiles aux progrès de la Science et au bonheur de l'humanité, qu'ils savent tirer de leurs propres infortunes.

D'Alambert a dit, que les hommes ne se polissent guère dans le commerce de la vie sans une altération de leur propre caractère, sans quelque déchet de leur valeur intrinsèque; qu'ils ont le sort des pièces de monnoie qui, en circulant, n'acquièrent une surface plus polie qu'aux dépens de leur poids et de leur empreinte. Toujours le même, La Peyronie ne perdit, par ses liaisons, aucun de ses traits caractéristiques. S'il obtint la confiance des grands, ce qui prouve sa réputation, il eut aussi celle des pauvres, ce qui prouve qu'il était humain et généreux, car les indigens ne s'adressent qu'à leurs bienfaiteurs (1). Toujours, il donna indistinctement ses soins aux uns et aux autres. Toujours, il sut leur inspirer cette confiance, cette tranquillité si favorable à la guérison. Toujours, on le vit oublier, avec ses collègues, la distance que semblaient mettre entre eux les talens, le rang et la fortune; aider de ses conseils, de son crédit, de sa bourse, ses jeunes confrères qui annonçaient du goût et des dispositions. Non-seulement il est resté fidèle à la Chirurgie au sein de la fortune et de la grandeur, mais il s'est plu à réfléchir sur elle tout l'éclat de son savoir, tout le lustre de ses hautes dignités.

La Peyronie ne s'est point marié. Quelle affection aurait eu à offrir à une épouse, quels biens aurait eu à laisser à des enfans, l'homme qui avait voué ses talens, sa fortune, son existence toute entière à l'illustration de la Chirurgie, au soulagement des malheureux?

Quand, me reportant au temps où naquit ce grand homme, je vois la Chirurgie rejetée de l'Université, dépouillée de sa dignité primitive, flétrie et déshonorée par l'union qu'elle avait imprudemment contractée, luttant continuellement depuis trois siècles pour son indépendance: quand je pense que J.-L. Petit n'avait pas le droit de professer publiquement l'art qu'il en-

(1) On sait que La Peyronie était dans l'intention de transformer son château en un hôpital, lorsque la mort vint l'empêcher de mettre à exécution ses vues bienfaisantes.

richissait par ses travaux et ses découvertes, qu'il ennoblissait par ses vertus; que cet art était le plus souvent exercé ou par de sales et ignorans manœuvres, ou par d'orgueilleux moines qui accusaient Louis d'impéritie, ou par d'autres espèces de charlatans sédentaires ou ambulans, qui, sous les noms d'oculistes, de dentistes, d'herniaires, de rabilleurs, etc. etc., aveuglaient, mutilaient, estropiaient et tuaient impunément une partie de l'espèce humaine; que le peuple s'adressait aux bourreaux pour le traitement des entorses, des luxations, des fractures. Quand, ensuite, portant mes regards sur quelques points de pratique, je vois la Chirurgie gémissant sous un immense et ridicule amas d'instrumens, de machines aussi inutiles que cruels; l'art des pansemens ne consistant que dans l'application de graisses, d'onguens, de résines, de baumes, d'emplâtres qui n'opérérent jamais une guérison, et n'obtinrent jamais l'approbation d'un homme de génie: l'habitude où l'on était de sonder toute espèce de plaie, quels que fussent leur profondeur, leur direction, leur siége; le couteau courbe exclusivement adopté pour toute espèce d'amputation; la ligature des vaisseaux ignorée ou inusitée malgré les travaux, les conseils et l'exemple de Paré; le traitement des maladies des os ne consistant que dans l'emploi de machines, plus propres à élever ou renverser des remparts qu'à agir sur le corps humain, réclamant le génie de Petit et celui de Desault; enfin, quand je vois, à cette époque, le Souverain le plus puissant de l'Europe, Louis XIV, au moment d'être victime de l'ignorance, de la pusillanimité des chirurgiens, de l'opprobre dans lequel il avait laissé leur art sous son règne; je sens que la Chirurgie méritait quelques-uns des reproches qui lui étaient adressés.

Lorsque, ensuite, je la vois débarrassée de ses honteuses entraves, affranchie du joug de la médecine, prenant un noble essort, devenue l'objet de l'attention et de l'estime publiques. Lorsque je vois de nombreux et zélés Professeurs chargés de l'enseigner publiquement, et d'en inspirer le goût: une réunion imposante de gens à talens, travaillant de concert à son lustre et à ses progrès; portant un sévère examen sur tout ce qui se faisait, n'adoptant pour vrai que le résultat constant et invariable de l'observation; remplaçant un nombreux et inutile arsenal par le tourniquet, le forceps, l'aiguille à ligature, la pince à artères, et un petit nombre d'autres instrumens aussi simples que fréquemment utiles; cherchant moins les occasions d'opérer, que les moyens d'opérer moins et d'opérer mieux. Lorsque je vois, en même temps, s'élever dans la Capitale, à Montpellier, et dans les principales villes de la France, de majestueux édifices; nouveaux temples dans de nouvelles Epidaure, destinés à réunir tous les objets consacrés au culte du Dieu de la Médecine. Lorsque je vois l'Art protégé par Lucine, enseigné et exercé par Levret et ses élèves, et, par suite de cette heureuse innovation, les principes de cet Art salutaire clairement et solidement établis, les procédés simplifiés, mieux déterminés, les ressources agrandies, l'expérience plus sûrement et plus rapidement acquise, et cet art, en général, porté à un haut degré de perfectionnement. Lorsque, enfin, je vois le premier chirurgien de campagne, familiarisé avec la maladie à laquelle le Souverain que je viens de nommer a failli à succomber, en état de l'opérer et de la guérir plus facilement et plus sûrement que Felix, premier chirurgien de Louis XIV, ne le guérit après deux mois d'essais, de tâtonnemens, d'expériences, etc : je demande combien se sont écoulés de siècles entre ces deux époques. Et quand on me répond que quelques années ont suffi à La Peyronie pour opérer tant de prodiges, j'admire le pouvoir du génie, et je suis plein de vénération pour le Grand homme.

Et quand j'apprends que c'est à la même époque, que l'on a vu le plus de talens se développer; que l'esprit d'émulation a été le plus excité; que l'Europe a été peuplée d'un plus grand nombre de chirurgiens habiles formés en France; que la Chirurgie française, laissant loin d'elle celle des autres nations, a eu ses Sabatier, ses Desault, ses Choppart, ses Bichat, ses M.-A. Petit, etc., etc., qu'elle en compte aujourd'hui un si grand nombre, non-seulement dans la Capitale, mais sur toute la surface de la France, dont le mérite, l'émulation, les travaux semblent nous reporter aux beaux jours de l'Académie, et nous en feraient moins regretter la perte, si un La Peyronie nouveau réunissait tous ces hommes célèbres, pour travailler de concert aux progrès de l'Art et au bonheur de l'humanité.. ..... Ne pouvant exprimer toute mon admiration, je m'incline profondément avec humilité, et reconnaissance.

Mais, quand on m'ajoute que la même époque a encore vu terminer les dissentions, les querelles qui ont été si long-temps également nuisibles aux progrès de l'Art et à la considération des médecins; quand, à leur célèbre et antique rivalité, je vois succéder une noble émulation par laquelle tous ceux qui se livrent à l'exercice de l'Art conspirent au même but, réunissent leurs lumières, leurs efforts pour ajouter à son utilité et à sa gloire, et faire jouir le public, long-temps fatigué de leurs querelles, des fruits de la concorde qui les unit désormais pour toujours; quand je sais que ces services ont été rendus à l'Art et à l'humanité par La Peyronie, par les membres de l'Académie de Chirurgie, je voudrais avoir vécu avec ces bienfaiteurs du genre humain: j'aurais établi mon domicile à l'Académie, et La Peyronie aurait reçu éternellement mon culte et mon hommage.

FIN.

ERRATA.

Page 7, lig. 29 : nouvelles d'Italie ; *lis*. nouvelles lumières.
8, lig 20 : aime ; *lis*. aima
13, lig. 11, eurent ; *lis*. crurent.
ib., lig. 26 : analphabites ; *lis* analphabètes.
27, lig 27 : il ne cragnait ; *lis*. il ne craignit.
32, lig. 31 : emplo e ; *lis* employa.
42, lig. 32 : au rang des ; *lis*. au rang des sciences les.
48, lig. 1 : Les ; *lis*. Ces.
ib., lig. 20 : présentés ; *lis*. pressentis.
49, lig 29 : David ; *lis* Daviel.
55, lig 19 : n'ammena pas tout à bien ; *lis*. n'opéra pas tout ce bien.
60, lig. 4 : comment des ; *lis* comment d'après des.
61, lig 24 : ajouta ; *lis* goûta.
74, lig. 20 : immubles ; *lis* immeubles.
77, lig. 32 : nature de physique ; *lis*. matière de physique.
79, lig. 9 : qui le ; *lis*. qui se.
ib., lig. 28 : Marquis d'Août ; *lis*. Marquis d'Avret.

www.ingramcontent.com/pod-product-compliance
Ingram Content Group UK Ltd.
Pitfield, Milton Keynes, MK11 3LW, UK
UKHW020329250726
13967UKWH00004B/1945